JN050889

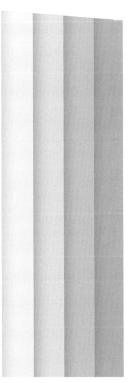

歯科衛生学シリーズ　第2版

歯科放射線学

一般社団法人
全国歯科衛生士教育協議会　監修

医歯薬出版株式会社

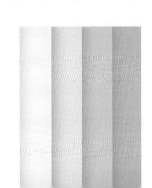

●執　筆（執筆順）

岡野　友宏	昭和大学名誉教授，東京歯科大学客員教授
渡邊　　裕	東京医科歯科大学大学院准教授
五十嵐千浪	鶴見大学歯学部教授
勝又　明敏	朝日大学歯学部教授
有地　淑子	大阪歯科大学歯学部教授
小椋　一朗	日本歯科大学新潟生命歯学部教授
小林　　馨	鶴見大学名誉教授
勝良　剛詞	新潟大学医歯学総合病院講師

●編　集（＊科目別編集委員）

岡野　友宏＊	昭和大学名誉教授，東京歯科大学客員教授
升井　一朗	広瀬病院歯科口腔外科部長
合場千佳子	日本歯科大学東京短期大学教授
片岡あい子	神奈川歯科大学短期大学部准教授

This book is originally published in Japanese
under the title of :

SHIKAEISEIGAKU-SHIRĪZU
-SHIKAHOUSHASENGAKU
（The Science of Dental Hygiene : A Series of Textbooks
-Oral and Maxillofacial Radiology）

Edited by The Japan Association for Dental
Hygienist Education

© 2023 1st ed.
© 2024 2nd ed.

ISHIYAKU PUBLISHERS, INC.
 7-10, Honkomagome 1 chome, Bunkyo-ku,
 Tokyo 113-8612, Japan

『歯科衛生学シリーズ』の誕生 —監修にあたって

　全国歯科衛生士教育協議会が監修を行ってきた歯科衛生士養成のための教科書のタイトルを，2022年度より，従来の『最新歯科衛生士教本』から『歯科衛生学シリーズ』に変更させていただくことになりました．2022年度は新たに改訂された教科書のみですが，2023年度からはすべての教科書のタイトルを『歯科衛生学シリーズ』とさせていただきます．

　その背景には，全国歯科衛生士教育協議会の2021年5月の総会で承認された「歯科衛生学の体系化」という歯科衛生士の教育および業務に関する大きな改革案の公開があります．この報告では，「口腔の健康を通して全身の健康の維持・増進をはかり，生活の質の向上に資するためのもの」を「歯科衛生」と定義し，この「歯科衛生」を理論と実践の両面から探求する学問が【歯科衛生学】であるとしました．【歯科衛生学】は基礎歯科衛生学・臨床歯科衛生学・社会歯科衛生学の3つの分野から構成されるとしています．

　また，これまでの教科書は『歯科衛生士教本』というような職種名がついたものであり，これではその職業の「業務マニュアル」を彷彿させると，看護分野など医療他職種からたびたび指摘されてきた経緯があります．さらに，現行の臨床系の教科書には「○○学」といった「学」の表記がないことから，歯科衛生士の教育には学問は必要ないのではと教育機関の講師の方から提言いただいたこともありました．

　「日本歯科衛生教育学会」など歯科衛生関連学会も設立され，教育年限も3年以上に引き上げられて，【歯科衛生学】の体系化も提案された今，自分自身の知識や経験が整理され，視野の広がりは臨床上の疑問を解くための指針ともなり，自分が実践してきた歯科保健・医療・福祉の正当性を検証することも可能となります．日常の身近な問題を見つけ，科学的思考によって自ら問題を解決する能力を養い，歯科衛生業務を展開していくことが，少子高齢化が続く令和の時代に求められています．

　科学的な根拠に裏付けられた歯科衛生業務のあり方を新しい『歯科衛生学シリーズ』で養い，生活者の健康に寄与できる歯科衛生士として社会に羽ばたいていただきたいと願っております．

2022年2月

眞木吉信

発刊の辞

　歯科衛生士の教育が始まり70年余の経過を経た歯科衛生士の役割は，急激な高齢化や歯科医療の需要の変化とともに医科歯科連携が求められ，医科疾患の重症化予防，例えば糖尿病や誤嚥性肺炎の予防など，う蝕や歯周病といった歯科疾患予防の範囲にとどまらず，全身の健康を見据えた口腔健康管理へとその範囲が拡大しています．

　日本政府は，経済財政運営と改革の基本方針「骨太の方針」で，口腔の健康は全身の健康にもつながることから，生涯を通じた歯科健診の充実，入院患者や要介護者をはじめとする国民に対する口腔機能管理の推進，歯科口腔保健の充実や地域における医科歯科連携の構築，歯科保健医療の充実に取り組むなど，歯科関連事項を打ち出しており，2022年の現在においても継承されています．特に口腔衛生管理や口腔機能管理については，歯科口腔保健の充実，歯科医療専門職種間，医科歯科，介護・福祉関係機関との連携を推進し，歯科保健医療提供の構築と強化に取り組むことなどが明記され，徹底した予防投資や積極的な未病への介入が全身の健康につながることとして歯科衛生士の活躍が期待されています．

　歯科衛生士は，多くの医療系職種のなかでも予防を専門とする唯一の職種で，口腔疾患発症後はもちろんのこと，未病である健口のうちから介入することができ，予防から治療に至るまで，継続して人の生涯に寄り添うことができます．

　このような社会のニーズに対応するため歯科衛生学教育は，歯・口腔の歯科学に留まらず，保健・医療・福祉の広範囲にわたる知識を学ぶことが必要となってきました．

　歯科衛生学は「口腔の健康を通して全身の健康の維持・増進をはかり，生活の質の向上に資するためのものを『歯科衛生』と定義し，この『歯科衛生』を理論と実践の両面から探求する学問が歯科衛生学である」と定義されます．そこで歯科衛生士の学問は「歯科衛生学」であると明確にするために，これまでの『歯科衛生士教本』，『新歯科衛生士教本』，『最新歯科衛生士教本』としてきた教本のタイトルを一新し，『歯科衛生学シリーズ』とすることになりました．

　歯科衛生士として求められる基本的な資質・能力を備えるため『歯科衛生学シリーズ』は，プロフェッショナルとしての歯科衛生学の知識と技能を身につけ，保健・医療・福祉の協働，歯科衛生の質と安全管理，社会において貢献できる歯科衛生士，科学的研究や生涯にわたり学ぶ姿勢を修得する教科書として発刊されました．これからの新たな歯科衛生学教育のために，本書が広く活用され，歯科衛生学の発展・推進に寄与することを願っています．

本書の発刊にご執筆の労を賜った先生方はじめ，ご尽力いただいた医歯薬出版株式会社の皆様に厚く御礼申し上げ，発刊の辞といたします．

2022年2月

　　　歯科衛生学シリーズ編集委員会

高阪利美＊＊　　眞木吉信＊　　合場千佳子　　石川裕子　　犬飼順子
遠藤圭子　　片岡あい子　　佐藤　聡　　白鳥たかみ　　末瀬一彦
戸原　玄　　畠中能子　　前田健康　　升井一朗　　水上美樹
　　　　森崎市治郎　　山田小枝子　　山根　瞳　　吉田直美

(＊＊編集委員長，＊副編集委員長，五十音順，2024年1月現在)

第2版　執筆の序

　歯科医療は20〜30年前と比べて，社会のなかでの役割が大きな広がりをみせている．これは高齢者や基礎疾患を有する患者の増加に伴い，医師，看護師と連携しながら，歯科診療室にとどまらず，さまざまな場での歯科診療が求められてきたことにもよる．在宅診療はその代表例で，そこではケアマネジャーなど社会福祉関係者との連携も求められる．こうした環境の変化に対応するためには生命科学のみならず，私たちの生活する社会，人の行動や心理，生命倫理など，医療人にとって必須の事柄を幅広く学びつつ，実践の場で医療・福祉関係者と協働することで，その理解を深めることが肝要である．この科目の主題である「放射線」は人との交わりにおいて科学全般に及ぶ基本的な事柄であり，社会的なさまざまな側面に配慮しながら，これを医療に適用していくこととなる．

　医療では放射線は画像検査やがん治療に利用される．医師・歯科医師は放射線を学び，これを適切に医療に活用することが社会から求められる．放射線診療の専門職として，学会等が認定する専門医として「放射線科専門医」があり，歯科では「歯科放射線専門医」がある．また「診療放射線技師」という放射線診療に特化した専門職がある．これは「診療放射線技師法」に基づく職種で，厚生労働大臣の免許を受けて，医師または歯科医師の指示の下に，放射線を人体に対して照射することを業とするものである．放射線を医療で活用するためには専門的な知識と技術が必要であり，また放射線は人体への「負」の影響があることから，その活用にはさまざまな配慮が求められるためでもある．

　さて，歯科医療の画像検査では放射線の1つであるエックス線を主として利用する．歯や顎骨の検査では口内法撮影，パノラマ撮影，さらに最近では歯科に特化したCTが活用され，これらはエックス線を用いる．このため歯科衛生士はエックス線撮影の意義，撮影技術，画像の見方などを学ぶこととなる．歯科医療でエックス線がいかに有効，安全に利用されるかを知り，ひいては「放射線」と人との関わりについて，広い視野に立った意見をもつことができるであろう．これが，「歯科放射線学」を学ぶ最終目標といってもいいだろう．なお，次ページに歯科衛生学教育のモデルコアカリキュラム（2022年度改訂版）と歯科衛生士の国家試験出題基準（令和4年版）のうち，放射線に関連する事項を抜粋した．これらは歯科放射線学を学ぶガイドになるだろう．

　エックス線を含む放射線に関する情報は身近に多くあり接する機会も多い．この機会に広く放射線に関心をもってこれを正しく理解し，先に述べたように，広い視野をもった社会性の高い歯科衛生士を目指して欲しい．

2023年12月

編集委員　岡野友宏

歯科衛生学教育コア・カリキュラム －教育内容ガイドライン－ 2022年度改訂版（抜粋）

専門基礎分野

D. 歯・口腔の健康と予防に関わる人間と社会の仕組み
4．歯科衛生士と法律・制度
　3）医療関係職種
　　③診療放射線技師と言語聴覚士の業務を概説できる．

専門分野

B. 臨床歯科医学
1．臨床歯科総論
　3）画像検査
　　①放射線の生物学的影響を理解し，放射線防護を概説できる．
　　②エックス線画像の形成原理を概説できる．
　　③頭部エックス線撮影の種類と適応を概説できる．
　　④口内法ならびにパノラマエックス線撮影の手技を説明できる．
　　⑤口内法エックス線写真とパノラマエックス線写真のエックス線解剖の概要を表記できる．
　　⑥う蝕と歯周病および顎骨に生じる病変（囊胞，腫瘍，炎症等）のエックス線学的所見を概説できる．
　　⑦超音波検査，CT（CBCT）およびMRIの原理と特徴を概説できる．
　　⑧嚥下造影検査，嚥下内視鏡検査の所見を概説できる．
5．顎口腔領域の疾患と治療
　⑯顎口腔領域の周術期（放射線治療，化学療法を含む）の口腔健康管理を説明できる．

C. 歯科予防処置論
2．歯周病予防処置
　2）歯周病リスクの情報収集と評価・計画
　　①口腔内写真・エックス線画像から歯周組織の状態を説明できる．

E. 歯科診療補助論
1．歯科診療補助
　5）診療設備の管理
　　⑤エックス線撮影装置の管理ができる．
5．口腔外科治療・歯科麻酔時の診療補助
　6）周術期の口腔健康管理
　　④化学療法・放射線治療法の有害事象について説明できる．
6．矯正歯科治療の診療補助
　2）検査記録
　　②頭部エックス線規格写真のトレース法を説明できる．
10．エックス線写真撮影時の診療補助
　1）撮影装置と取扱い
　　①エックス線撮影装置の準備ができる．
　　②歯科用・パノラマ用撮影装置・デジタル画像システムの取扱いを説明できる．
　2）口内法撮影
　　①頭部の固定ができる．
　　②口内法撮影のフィルムの位置付けと固定ができる．
　　③パノラマエックス線撮影の準備ができる．
　3）写真の処理と管理
　　①写真の処理ができる．
　　②写真の画像管理ができる．
　4）放射線の人体への影響と防護
　　①放射線の人体への影響を説明できる．
　　②放射線防護の準備ができる．
　　③患者や術者の放射線防護ができる．
　　④被曝量の測定準備ができる．

六　臨床歯科医学
　Ⅰ　臨床歯科総論
　　3　画像検査
　　　A　放射線の基礎知識
　　　　a　放射線とその性質
　　　　b　放射線の人体への影響と防御
　　　B　エックス線画像の形成
　　　　a　エックス線フィルムと増感紙
　　　　b　デジタル画像
　　　C　エックス線撮影
　　　　a　口内法エックス線撮影
　　　　b　パノラマエックス線撮影
　　　　c　頭部エックス線規格写真
　　　　d　CT
　　　　　造影CT，歯科用コーンビームCTを含む
　　　　e　造影検査
　　　D　MRI
　　　E　超音波検査
　Ⅳ　顎・口腔領域の疾患と治療
　　2　口腔外科治療
　　　Ｉ　放射線治療
　　　　副作用（口腔有害事象）を含む
　　　K　周術期の口腔健康管理
　　　　放射線療法，化学療法を含む
七　歯科予防処置論
　Ⅱ　歯周病予防処置
　　2　情報収集と評価
　　　A　口腔内写真・エックス線画像の観察と評価
九　歯科診療補助論
　Ⅰ　総論
　　5　診療設備の管理
　　　B　エックス線撮影装置
　Ⅵ　矯正歯科治療時の歯科診療補助
　　2　検査
　　　B　頭部エックス線規格写真のトレース
　Ⅷ　エックス線写真撮影時の歯科診療補助
　　1　器具・材料
　　　A　エックス線撮影装置の準備
　　　B　口内法・パノラマエックス線撮影装置，デジタル画像システム
　　　　頭部エックス線規格撮影装置も含む
　　2　口内法撮影
　　　A　頭部の固定
　　　B　フィルムの位置・固定
　　　　a　二等分法と平行法
　　　　b　咬翼法と咬合法
　　　　c　正放線投影と偏心投影
　　3　写真の処理と管理
　　　A　写真処理と画像管理
　　　　フィルム・データの処理と保管について出題する
　　4　放射線の人体への影響と防護
　　　A　放射線の人体への影響
　　　B　防護の実際
　　　C　被曝線量の測定

4章　歯科用コーンビーム CT

5章　その他の画像検査法

6章　歯科エックス線画像の観察

7章　がんの放射線治療と口腔健康管理

＊本書の写真は許諾を得て掲載しています.

執筆分担

1章

放射線と歯科医療

❶ 歯科医療におけるエックス線の果たす役割を概説できる.

❷ エックス線管のしくみを説明できる.

❸ 放射線の線量を説明できる.

❹ エックス線の生体への影響を概説できる.

❺ 歯科エックス線撮影による患者と撮影者の被曝低減を説明できる.

❻ 歯科診療所におけるエックス線の管理を説明できる.

　放射線とは，高い運動エネルギーをもった粒子(陽子，中性子等)と，高エネルギーの電磁波(エックス線，ガンマ線等)の総称である．放射線の特徴は物質を**電離**する能力であり，特に**電離放射線**とよぶこともある．エックス線は光や紫外線と同じ電磁波であるが，物質を電離する能力がある．また物質を透過する能力は光に比べてはるかに高く，人体をも透過する．その性質を利用してエックス線撮影を行う．

1 エックス線と歯科医療

　エックス線はレントゲン博士によって1895年11月に発見された．体を透かして体の中をみることができる．手をかざせば骨がみえるし，指輪をしていればそれがくっきりとみえるというのは驚きであった(図1-1)．医師が聴診器を用いてもわからないことがエックス線によって初めてわかるため，**エックス線撮影**が行われるようになった．

　その後の科学技術の進歩によって，安全で，快適に，少ないエックス線量で，検査の目的にかなう画像が得られるようになった．エックス線検査はいまでは医療に欠かせない診断の手段となっている．発熱や咳が続けば肺炎が疑われ，肺のエックス線画像で，その有無と肺炎の重篤さがわかる．薬の投与によって症状が改善されれば，肺のエックス線画像に，それは反映される．また，肺のエックス線画像ではわからない微妙な変化は，エックス線CTを用いれば，肺の断面の画像から，小さながんの病巣をみつけることができる．このようにエックス線は人々に多くの恩恵をもたらしてきた．

　歯科ではどうだろうか？エックス線の発見から数か月後には歯のエックス線撮影がされたという．当時の歯科医師はエックス線発見の報を聞いて，ただちにこれを患者に用いたという．歯科では医科とは異なる特有のエックス線撮影装置やエック

図1-1　レントゲン博士によるエックス線の発見

A：レントゲン博士が1895年11月，エックス線を発見した様子を模式的に示した図で，陰極管を黒い紙で包んで放電したところ，近くにあった蛍光版が光ったという.

B：エックス線の発見から間もなく，1895年12月に撮影されたベルタ夫人の手のエックス線写真（ヴュルツブルグ大学所蔵）である. 骨と軟部組織，指輪が映されている. いまのエックス線画像と異なり，白と黒が反転している.

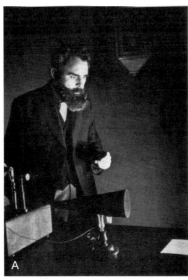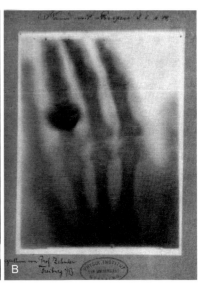

ス線検出器が必要で，この100年間で著しい進歩をみせた. それには，①エックス線を発生させる装置，②目的部位へのエックス線の投影方法，③患者を透過したエックス線の分布をエックス線画像として得るための手段，④患者へのエックス線の線量を低減する方法，⑤得られた画像を解釈する方法，⑥人体を三次元的に観察する方法，⑦病態の性状をも表現する手段としての医療機器の開発，等があり，これに加えて近年のIT技術の進歩がこれらを支えている.

　このような発展によって，いまではエックス線なくして歯科医療は成り立たないほどである. 歯科で主として利用されるエックス線装置と撮影の様子，得られる画像を示す（図1-2〜5）.

② エックス線の発生，性質とその量

1. エックス線の発生と患者への照射

　エックス線はエックス線装置を用いて発生させる. 装置はエックス線管とそれを囲むヘッドとよばれる格納部分からなる（図1-6）. エックス線管の構造（図1-6A）はどのような装置であっても基本的に同様である. 口内法エックス線撮影装置ではヘッドに接して，患者への照射領域を最小限にするための「絞り」が取り付けられ，さらに患者へのエックス線の照射方向を示し，患者との一定の距離を確保するための照射筒を付ける. 患者に入射したエックス線は歯・歯周組織・顎骨を通過して，検出器に達する（図1-6B）.

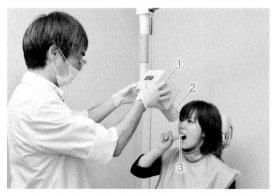

図1-2 口内法エックス線撮影装置による撮影時の様子
ヘッド（①）の部分にエックス線管が収納されており，照射筒（②）からエックス線が歯に向かって投影される．歯に接してエックス線検出器（③）が置かれている．このように患者が検出器を自身の指で支えることもあるが，検出器の保持とエックス線の照射方向の規定を兼ねた道具（図2-33, p.29参照）を用いることもある．なお，患者はエックス線防護エプロンを装着している．

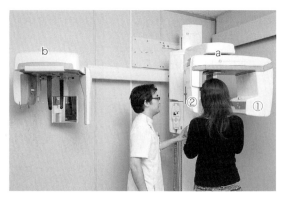

図1-3 パノラマエックス線撮影装置による撮影時の様子
ヘッド（①）は患者の顎を対象として，エックス線検出器（②）と対向して，患者頭部を回転しながら照射して画像を作成する．エックス線はスリット状に絞られて，患者に投影される．なお，この装置はパノラマ撮影装置（a）とセファログラフィ装置（b）の両者が一体化している．

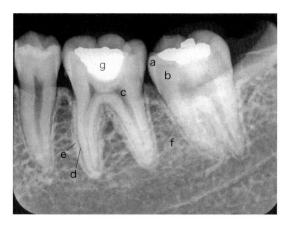

図1-4 口内法エックス線撮影による画像
下顎左側大臼歯部の画像で，歯とその周囲構造を描出する．エナメル質（a），象牙質（b），歯髄腔（c），歯根膜腔（d），歯槽硬線（e），歯槽骨（f）が明瞭で，歯冠部には強い不透過性を呈する金属修復物（g）がみられる．

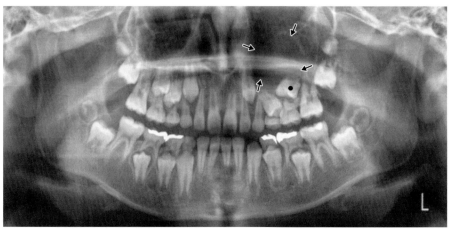

図1-5 パノラマエックス線撮影による画像
上下顎全体を歯列とともに描出する．この例（7歳）は混合歯列で，乳歯列とともに顎骨内で発育中の永久歯と，上顎左側には埋伏歯（●）を含む病変（矢印）がみられる．

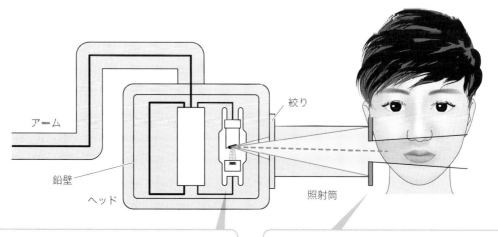

A：エックス線はエックス線管から発生する．エックス線管は電球に似た構造をもつ真空管である．金属（フィラメント）を加熱し発生した熱電子を加速し，対極の陽極に衝突させ，その運動エネルギーをエックス線として取り出す．

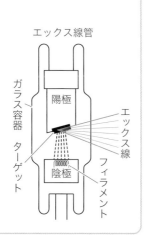

B：エックス線管から発生するエックス線のうち，撮影に無用な方向のエックス線は鉛壁で遮蔽し，外部にもれないようにして必要な方向のエックス線だけを取り出す．さらに「絞り」により照射筒先端で直径6cm程度の円形の照射野とする．最近では，照射野が検出器の大きさに対応するように「矩形絞り」の使用が推奨されている（p.10，図1-11参照）．こうして患者に入射したエックス線は歯や顎骨を透過して検出器に到達する．

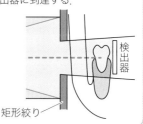

図1-6　口内法エックス線撮影装置におけるエックス線管（A）およびエックス線撮影における被写体と検出器の位置関係（B）

2. エックス線画像の形成

エックス線が体内に入ると，一部はそのまま透過するが，一部は生体を構成する物質によって吸収される．**物質の原子番号が大きいほど，物質の密度が高いほど吸収されやすい．**

骨は構成する元素から換算すると原子番号13.8に相当し，密度は1.85である．一方，生体の主成分である水は原子番号に換算すると7.42，密度は1.0である．したがって，骨は水に近い軟部組織に比べてエックス線を吸収しやすいので，エックス線画像では明るく映る．エナメル質は象牙質に比較して，原子番号が大きく，密度が高いので，吸収されやすい．そのため，検出器に到達するエックス線の量が少なくなる．その結果，図1-4に示したように，エナメル質は象牙質よりも明るく映り，この両者を区別できる．また，歯髄腔は水とほぼ等価のため，象牙質とは明確に区別され，歯冠部から歯根部に至る歯髄腔が透過性に描出される．

3. エックス線の量：線量

エックス線の量は**照射線量**とよばれ，空気を電離する大きさとして示される．すなわち，空気の単位質量（1 kg）あたり，電離によって生じた電気量（C：クーロン）で表す．たとえば，空気1 kgあたり，1 Cの電荷が発生すれば1 C/kgとなる．

一方で，エックス線が生体でどれだけ吸収されたかは**吸収線量**として示す．これは広く放射線全般で利用される単位である．吸収線量は物質の単位質量（1 kg）に吸収されたエネルギー（J：ジュール）で表す．たとえば，物質1 kgあたり，1 Jのエネルギー吸収があれば，**1 Gy（グレイ）**となる．エックス線撮影での臓器の吸収線量はmGy（ミリグレイ，Gyの1/1,000）で表示されることが多い（表1-1）．

表1-1　**歯科エックス線撮影における臓器・組織の吸収線量の例（単位：mGy）**
エックス線は撮影対象の臓器に直接照射される場合と，撮影対象の近隣臓器からの散乱線*によって照射される場合とがある．たとえば，エックス線が直接照射される可能性の高い唾液腺や下顎骨骨髄は，散乱線に照射される眼の水晶体よりも多くなり，また乳房は離れているので非常に少ないが，ゼロにはならない．加えて，子宮での線量（単位はmGyの1/1,000のμGy）は検出できないほど少ないことがわかる．

臓器・組織	口内法撮影 下顎臼歯部	パノラマ撮影 上下顎	歯科用コーンビームCT 下顎埋伏智歯の検査
水晶体	0.004	0.01	0.1
唾液腺	0.05	0.9	2
甲状腺	0.02	0.04	0.5
下顎骨・骨髄	0.15	0.5	3
乳房	0.01	0.001	0.01

（歯科放射線学，第6版．医歯薬出版，2018．より）

	口内法撮影	パノラマ撮影	歯科用コーンビームCT
子宮	0.009〜2.66 μGy	0.11〜7.97 μGy	0.05〜6.93 μGy

（Radiation Protection in Dental Radiology, Safety Report Series, 108, 2022．より）

4. 放射線影響の大きさを考慮した線量の単位

医療では主としてエックス線が利用されるが，原子力発電所の事故や原爆ではガンマ線*や中性子線等に被曝する．たとえば，中性子線では同じ1 Gyの吸収線量であっても，エックス線に比較してその影響が大きいことが知られている．そこで，放射線の種類ごとに影響の大きさを重みづけした線量を**等価線量**として定義する．ここではエックス線を1として，たとえば中性子であればそのエネルギーの大きさによって2.5から20という係数を割りあてるというもので，これを放射線加重係数とよぶ．等価線量の単位はSv（シーベルト）である．

**散乱線*

エックス線撮影では，人体に入射したエックス線の一部に生体物質によって進行方向が変わり，入射方向とは異なる方向に進むものがあります．これを散乱線といいます．

**ガンマ線*

放射性物質が崩壊するときに発生する，エネルギーの高い電磁波です．たとえば放射性同位元素のセシウム137は，662 keVというエネルギーのガンマ線を放出します．

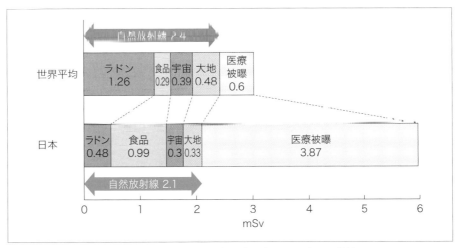

図1-7　1年間あたり個人が受ける実効線量（mSv）の世界と日本の平均値
わが国で医療被曝が多い理由は，人口あたりの検査件数が欧州等の数倍であり，そのうえ，CTの人口あたりの保有台数が数倍〜10倍であることによるとされている．
（日本学術会議臨床医学委員会放射線・臨床検査分科会．CT検査による医療被曝の低減に関する提言，2017．の図1を基に作成）

　さらに放射線による発がんは同一の線量であっても，組織・臓器ごとに放射線感受性が違い，致死確率も異なるため，これを考慮した係数を等価線量にかけ，すべての組織・臓器で足し合わせた量を**実効線量**として定義する．なお，この係数は組織加重係数とよばれ，骨髄（赤色），結腸，肺，胃，乳房は0.12，食道，甲状腺等は0.04，脳，唾液腺等は0.01である．単位は等価線量と同じ，Sv（シーベルト）である．実効線量は全身が均一に曝射される場合を想定するが，医療での患者の被曝は検査ごとに臓器の被曝線量は不均一になるので，実効線量を医療で使用する場合は注意を要する．

　実効線量は放射線による被曝を制御する目的で使用され，放射線による発がんのリスクを相対的に評価するときに利用する．私たちが日常生活をするうえで自然に被曝しているが，それを実効線量で表すと，日本人の平均で年間2.1mSvである．その内訳は宇宙線や食品，地殻，住まいから放出される放射線による被曝である．一方，医療による患者の被曝（**医療被曝**）は，一人あたりの平均は1年間で3.87mSv（ミリシーベルト）であり，この値は諸外国に比較して非常に高いとされている（図1-7）．なお，高度を飛行する旅客機では宇宙線に被曝し，たとえば東京から米国東海岸への往復飛行での線量は0.09mSvである．

　医療による被曝線量は撮影条件によって大きく異なるが，平均的な数値が実効線量で示されている．たとえば胸部一般撮影では0.02mSv，歯科のパノラマエックス線撮影で0.01mSv，腹部CTでは8mSv程度である（表1-2）．ここで注意したいのは測定・報告例によって，線量が広い範囲にわたっていることである．これが現状であり，線量の多い施設・国に対しては何らかの介入によって，線量の低減を図る必要がある．

表1-2 診断用放射線による患者の実効線量（単位：mSv）

	平均値	報告例の範囲
頭部単純　正面	0.1	0.03〜0.22
胸部単純　正面	0.02	0.007〜0.050
腹部単純	0.7	0.04〜1.1
乳房撮影	0.4	0.10〜0.60
上部消化管撮影	6	1.5〜12
胸部CT	7	4.0〜18.0
腹部CT	8	3.5〜25
歯科口内法撮影	0.005	0.0002〜0.010
歯科パノラマ撮影	0.01	0.007〜0.090
歯科コーンビームCT	0.2	*FOV大0.131，中0.088，小0.034mSv（平均）
核医学・甲状腺	4.8	370MBq投与の場合
核医学・骨	6.3	1,110MBq投与の場合
核医学・PET	14.1	740MBq投与の場合

Radiology. 248：254-63, 2008. より． *Pauwels R et al. Effective dose range for dental cone beam computed tomography scanners. Eur J Radiol. 2012；81：267-71. より．

③ エックス線の生体への影響

　エックス線のエネルギーは大きいため，人体を透過するが，一部は人体に吸収される．吸収されたエックス線は人体の主成分である水を電離する．それに引き続いて生体に対する反応性の高い物質が形成されて，生体の基本構成体であるDNAに損傷を与える（図1-8）．損傷の多くは修復されるが，修復できない場合や誤って修復されることがあり，これが最終的に細胞の死や突然変異を引き起こす．

1. 放射線被曝の影響

　エックス線を含めて，放射線は細胞死や突然変異を引き起こすが，放射線の量と種類によって，その程度は異なる．たとえば，広島・長崎の原爆では，爆心地の近くで大量の放射線を被曝した場合には早期に死亡したが，数キロ離れた地域では被曝線量は低くなり，早期死はないものの，数年後から人によっては白血病等の悪性腫瘍が生じることがわかってきた．

　これらの経験をふまえて，放射線被曝による人体への影響は，被曝した個人に現れる障害を**身体的影響**として，その影響の現れる時期，被曝した線量と反応との関係から図1-9のように分類された．なお，**遺伝的影響**は被曝した本人ではなく将来の世代に現れる障害で，これまでヒトで証明はされていないが，あるものと考えられている．

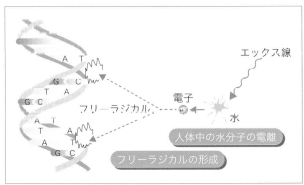

図1-8　放射線によるDNAの損傷

人体の大部分は水でできている．放射線が水を電離する過程でフリーラジカルとよばれる化学反応を起こしやすい成分が生成され，このフリーラジカルがDNA鎖を切断する．

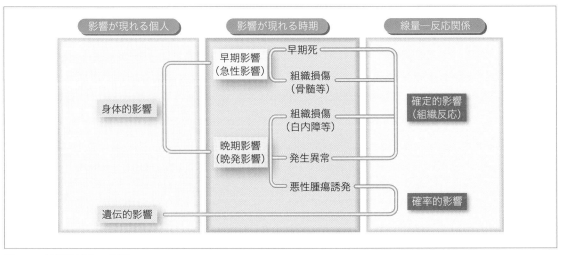

図1-9　放射線影響の分類

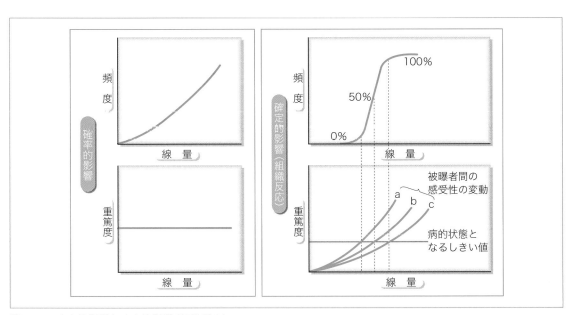

図1-10　確率的影響と確定的影響（組織反応）

放射線影響を線量-効果関係で示すときは確率的影響と確定的影響とに分類する．これは国際放射線防護委員会（ICRP）によって提案されたもので，一般に広く活用されている．

被曝した線量と反応との関係は図1-10のように分類される．1つは比較的大線量の被曝により早期にほぼ確実に現れる影響で，これを**確定的影響**あるいは**組織反応**とよぶ．ここでは影響の発生に**しきい線量**がある．一方，被曝線量が少ないと早期に影響は現れないが，時間経過とともに現れることがあり，特に悪性腫瘍の誘発は線量とともに増加するものの，しきい線量が明らかではなく，これを**確率的影響**とよぶ．

＊しきい線量
確定的影響では発生する線量にしきい値があり，線量が高くなると影響の現れる頻度も高くなります（図1-10の右下）．確率的影響ではしきい線量はないと仮定されています．

④ 医療における放射線の防護

歯科医療では主としてエックス線を用い，患者の被曝する線量はわずかである．しかし確率的影響にはしきい値がないという前提では，患者の被曝線量を低く抑えるような心がけが必要である．それにはエックス線検査は真に必要な場合に限定し，検査に際してはできるだけ少ない線量で撮影するようにする．一般に歯科エックス線撮影で考慮すべきことを表1-3に示した．

表1-3　**歯科エックス線撮影において線量の低減を図るために考慮すべき項目**

1）必要性を検討すること
　①いま必要な検査かどうか
　②エックス線以外の検査法があるのか，その正確さはどうか
　③検査から得られる情報が患者の治療とその予後に意味があるかどうか
2）撮影する場合に注意すべきこと
　①検査対象のみとして，その他の部分に照射しないようにする（図1-11，12）
　②検査の目的に適した撮影条件とする
　③高感度のエックス線検出器を使用する
　④装置が適切に稼働するように日常的に管理する
　⑤撮影者の能力を高めて，撮影ミスをなくす，等

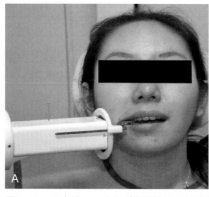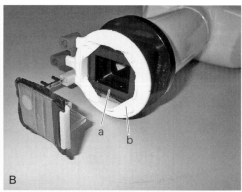

図1-11　**口内法エックス線撮影における矩形絞りの2つの例**
A：矩形のコーン（矢印）により，検出器のサイズに照射野を限定する．
B：コーンの先端に照射野を角型に限定する矩形しぼり（a）を装着し，これに検出器を保定する撮影補助具（b）を被せるように付ける．この撮影補助具は上顎右側大臼歯あるいは下顎左側大臼歯を撮影するためのものである．

（A；歯科放射線学，第6版．医歯薬出版．図2-5-2．より）

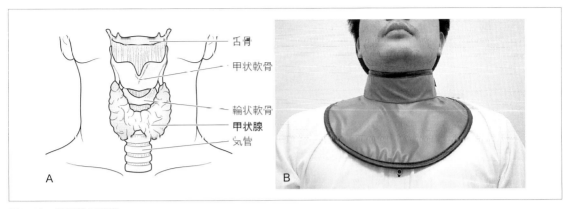

図1-12 甲状腺の防護
甲状腺は首の中央よりやや下で，気管に張り付くように位置する（A）．甲状腺は口内法エックス線撮影時に頻繁に散乱線にさらされ，ときには直接，エックス線にさらされる．30歳以下の人はそれ以上の人より放射線誘発甲状腺がんのリスクが高く，この年代の人に口内法エックス線撮影を行うときは甲状腺カラー（B）を使用すべきである．0.25mm鉛等価の厚さがあり，口内法エックス線撮影装置の場合であれば，95％程度の遮蔽効果がある．

(A：口腔解剖学，第2版．医歯薬出版，2018．図23-10．より．B：㈱保科製作所提供)

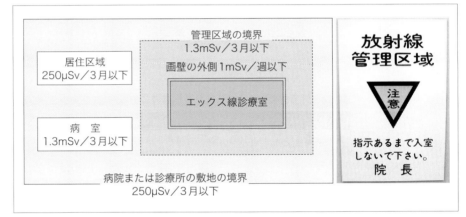

図1-13 エックス線装置を使用する施設におけるエックス線の管理区分
診療室に「エックス線診療室（撮影室）」を設けるとともに，「放射線管理区域」を設定し，診療従事者以外のものが自由に立ち入らないようにし，標識等でこれを明示する．歯科診療所ではエックス線診療室の入口を管理区域の境界とする場合が多く，この場合にはエックス線診療室の画壁の外側の線量が管理区域の境界の線量を超えないことが必要である．

(歯科放射線学，第6版．医歯薬出版．図2-5-6, 7．より)

　一方，診療室においてはエックス線撮影室の管理を行うとともに，被曝リスクのある診療にかかわる者を「放射線診療従事者」として，定期的な被曝線量の測定と健康の管理を行う（図1-13）．

　被曝線量の測定は個人モニタリング線量計を装着し（図1-14），法律で定められた「線量限度」を超えてはならない（表1-4）．健康診断は管理区域に立ち入る前，管理区域に立ち入ってから1年を超えない期間ごとに行う．その内容は問診にて被曝歴の有無，検診では末梢血中の血色素量またはヘマトクリット値，赤血球数，白血球数および白血球百分率，皮膚と眼の検査である．

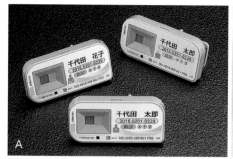
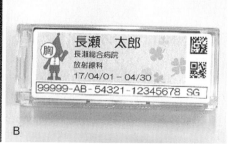

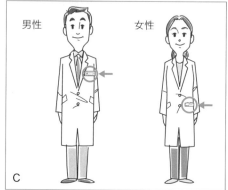

図1-14 個人モニタリング線量計
診療従事者の被曝線量は個人モニタリング線量計として，蛍光ガラス線量計（A：ガラスバッジ）や光刺激ルミネセンス線量計（B：ルミネスバッジ）を装着し，一定の期間（たとえば4週）ごとにこれを交換し，その期間での被曝線量を測定する．なお，女性は腹部に，男性は胸部に装着する（C）．
（A：（株）千代田テクノル提供，B：長瀬ランダウア（株）提供）

表1-4 外部被曝による放射線診療従事者の線量限度（医施則30-27）

管理対象	規制値	期間
実効線量	①100 mSv[*1] ②50 mSv ③5 mSv	4月1日から5年間 4月1日から1年間 女子[*2]については上記①および②に規定するほか4月1日，7月1日，10月1日を始期とする3月間
等価線量 　眼の水晶体 　皮膚 　妊娠中の女子 　の腹部[*2]	①100 mSv ②50 mSv 500 mSv 2 mSv	4月1日から5年間 4月1日から1年間 4月1日から1年間 本人の申出などにより病院または診療所の管理者が妊娠の事実を知ったときから出産までの間

[*1] 5年平均では20 mSv/年となる
[*2] 女子については妊娠する可能性がないと診断された者，妊娠する意思がない旨を病院または診療所の管理者に書面で申し出た者を除く

（歯科放射線学，第6版．医歯薬出版，表2-5-6．より）

　近年，介護施設や在宅での歯科訪問診療に「携帯型」の口内法エックス線撮影用装置が使用される機会が増えてきた．装置は患者から2m以上離れた位置でも操作できる構造を要し，撮影者は0.25mm鉛当量以上の防護エプロンを着用，患者を支えるときは防護手袋を着用することが推奨される．加えて，エックス線撮影に必要な医療従事者以外は，エックス線管容器および患者から2m以上離れる．
　歯科撮影では特に，

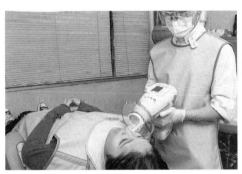
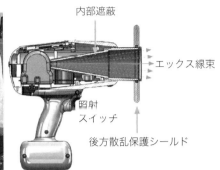

内部遮蔽

エックス線束

照射スイッチ

後方散乱保護シールド

図1-15 「手持ち」を前提とした携帯型口内法用エックス線撮影装置

本写真は一般の診療室で撮影されているが，本来は在宅や介護施設等，エックス線撮影室への移動が困難な患者を対象とした装置である．検出器は撮影補助具で口腔内に保持されている．照射筒の先端の円形部分は0.25mm鉛当量の防護板で，患者から生じた後方散乱線から撮影者を保護する．エックス線源の遮蔽に優れ，手で保持している部分の漏洩線は基準値以下である．患者の体位によっては後方散乱線に被曝する恐れがあることから，撮影者は防護エプロンを念のために装着している．

(右：Kavo Nomadのカタログより)

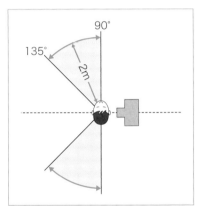

図1-16 介助の必要な患者のエックス線撮影において散乱線の少ない場所

撮影者が患者の近くで装置や検出器の操作をせざるをえない場合，照射方向の90～135度の位置で操作することが望ましく，できれば患者から2m以上離れたい．

(歯科放射線学，第6版．医歯薬出版．図2-5-1．より)

①照射方向の設定に十分に留意し，確認すること．

②照射筒を皮膚面から離さないようにし，照射野の直径は8cmを超えないこと．

③原則として，検出器保持と照射方向を支持する撮影補助具を使用すること．

しかしながら，こうした撮影は実際には困難なので，口内法エックス線撮影に特化した「手持ち型」の装置が開発され，利用されるようになった（図1-15）．

なお，歯科診療室であっても，介助の必要な患者の撮影においては撮影者の被曝を低減する方策が必要となる．たとえば，撮影者の立ち位置（図1-16）や防護手袋の使用である．防護手袋は一般に0.25～0.5mm鉛等価の厚さがあり，エックス線をほぼ遮蔽できるが口腔内で実際に使用することは難しい．撮影者が検出器を保持せざるをえない場合，市販品で0.03mm鉛等価の手袋を活用してもよい．これに医療用グローブを重ねて使用すれば，操作性に優れ，口内法エックス線撮影であれば70％程度の遮蔽となり，撮影者の手の被曝を低減できる．

2章 口内法エックス線撮影

到達目標

❶ 口内法エックス線撮影装置を概説できる.
❷ 口内法エックス線撮影用のデジタル撮影の検出器について説明できる.
❸ 口内法エックス線撮影の投影法について説明できる.
❹ 咬翼法,咬合法について説明できる.
❺ 口内法エックス線撮影の撮影手技について説明できる.
❻ エックス線フィルムとその写真処理について説明できる.

　口内法エックス線撮影とは,個々の歯とその周囲組織の詳細を観察するための撮影法で,口内法エックス線撮影装置を用い,受像系としてイメージングプレート(IP)や固体半導体検出器,エックス線フィルムを使用する.IPや固体半導体検出器,フィルムは口腔内に歯と接して位置付ける(図1-6,p.5参照).

1 口内法エックス線撮影装置

　撮影装置はエックス線管とその周囲装置を含むヘッド(管容器),これを支えるアームと支柱(図2-1),撮影条件を制御するコントロールパネルからなる.

　ヘッドには,エックス線管や高電圧発生装置を含み,エックス線管の周囲は熱の放散を促す絶縁油で満たされ,ヘッドの外にエックス線が漏洩しないように鉛の外箱で遮蔽する.**ヘッド**の**照射孔**には**フィルター(濾過板)**,**絞り(コリメータ)**,**指示用コーン**が取り付けられている(図2-2).

　フィルターは,エネルギーの低いエックス線を吸収し,患者の被曝線量を低減する.**絞り**は検査対象外にエックス線が照射されないように広がりを制限する役割がある.**指示用コーン**は,エックス線の入射方向と照射範囲を明示して,焦点皮膚間距離を一定に保つ役割がある.ヘッドの位置付けの際は,コーン先端を被写体の皮膚表面まで十分に近づける.コーンの形状は円筒型が一般的であるが,最近では**矩形絞り**(図1-11,p.10参照)をもつ装置が登場し,照射範囲を限定し,被曝線量を低減できる.

　口内法エックス線撮影における照射条件は**コントロールパネル**で設定する(図2-3).これは撮影室外に置かれる.管電圧は60〜70kV,管電流は5〜10mAの間のどこかで固定されていることが多く,照射時間を調整することで線量を調節する.照射時間の設定は患者と撮影歯種のピクトグラムを選択する.照射スイッチ

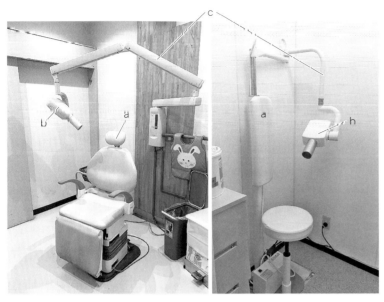

図2-1　**撮影室内に設置された口内法エックス線撮影装置の2つの例：**患者は撮影用の椅子に座り，椅子には頭部を位置付けるための安頭台（a）がある．撮影部位に応じて，エックス線発生装置を含むヘッド（b）とアーム（c）を調整してヘッドの位置を決めると，エックス線の投影方向が決定される．歯科診療所では撮影室の広さが限られるため，右のような簡易型の撮影椅子が広く利用されている．

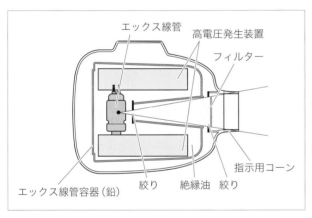

図2-2　**口内法エックス線撮影装置のヘッドの構造：**ヘッドの中には，エックス線管，管電圧を与えるための高電圧発生装置がある．これらは，鉛付きエックス管容器に格納されており，内部は絶縁油で満たされている．この装置では，エックス線管をヘッド後方に位置付けることによってコーンの長さが必要最小限となっているため，取り回しが容易である．また，後述のロングコーンを用いる場合にも対応しやすい．

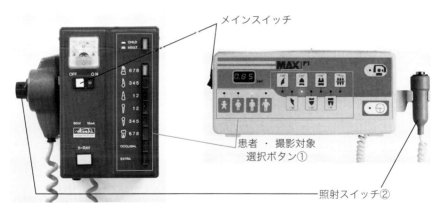

図2-3　**口内法エックス線撮影装置のコントロールパネル，2つの例：**管電圧と管電流は固定されており，照射時間は患者と撮影歯種でピクトグラム（①）から選択する．照射スイッチ（②）を押すとエックス線が照射される．

は，デッドマンスイッチとなっており，これは照射途中でボタンを離すとその時点で照射が中断されるような安全設計となっている．

② 口内法エックス線撮影に用いる検出器

　デジタル撮影に対応して，口内法エックス線撮影では，**固体半導体検出器**である **CCD** (charge coupled device) や **CMOS** (complementary metal-oxide-semiconductor) と，**イメージングプレート** (imaging plate；**IP**) の2種類が使用されている．従来のエックス線フィルムとは異なり，撮影後の暗箱や暗室での作業は必要ないが，IPでは専用のスキャナー（読み取り装置）での処理が必要となる．一方で，フィルムを使用する場合は，撮影後に現像等の写真処理が必要になる．実際の撮影での手技はIPとフィルムは同様である．

1) イメージングプレート

　デジタル撮影の検出器としてわが国で多く使用されているのは，**イメージングプレート (IP)** である．これは**輝尽性蛍光体** (photostimulable phosphor；**PSP**) という蛍光物質をプラスチック板 (plate) に塗布したもので，欧米ではPSP plateとよばれることが多い．後述の口内法エックス線フィルムと同じサイズ（**図2-53**参照）のプレートが供給されている（**図2-4**）．

　感度はフィルムの最高感度に相当するが，イメージングプレートの特徴として，線量を適量より多くしても少なくしても，適切な黒さの画像を表示するように画像処理装置側で調節するため，線量が多くなっても気づかないので注意が必要である．

　IPはエックス線撮影を行うと，プレートではエックス線のエネルギーを吸収した状態となり，暗所ではその状態を保持できるが，一般の照明下では，次第にもと通りになる（フェーディング）．そのため，撮影後はできるだけすみやかに処理装

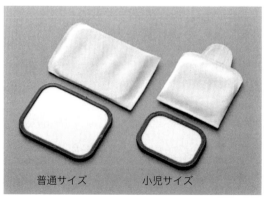

普通サイズ　　小児サイズ

図2-4　イメージングプレート (IP)：商品によって多少のデザインの相違はあるが，白い薄手の板で表面に輝尽性蛍光体が塗布されている．取り扱い時にはこの表面を指で触れることがないようにする．大きさは通常のフィルムと同一のもの (size 2：31×41mm) が頻用されるが，小児用フィルム (size 1) や咬合法用フィルム (size 4) と同一サイズのものも供給されている．口腔内に挿入するためにはプレートを適合したパックに入れて使用する．

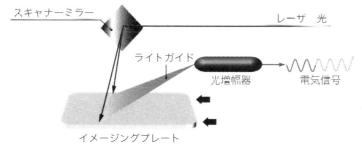

図2-5 イメージングプレートの処理：照射済みのプレートを処理装置内に入れると，レーザ光にてプレート全体をスキャンして情報を取り出す．（㈱モリタ製作所のカタログより）

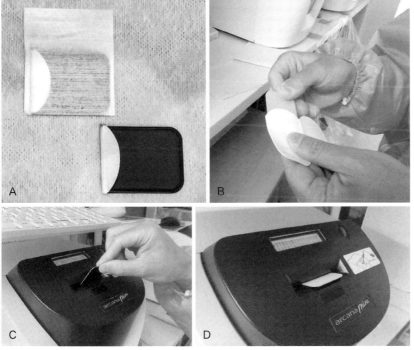

図2-6 イメージングプレートの取扱い

A：プレートをビニールパックに入れて，さらに唾液による汚染を防ぐために袋に入れる．撮影後はこれらを捨てる

B：プレートを取り出す．ここで放置するとフェーディングが起きて情報が失われる．

C：プレートを処理機に挿入すると10秒程度で画像が表示される．

D：使用したプレートは装置から白色光により初期化して出てくる．このプレートは次の撮影のためにビニールパックに入れて準備しておく．

置に挿入する．IPはレーザー光で二次元的にスキャンし，IP上の各位置での蛍光発光量を光増幅器で電気信号に変換し，パソコンに転送して画像化する（図2-5）．

　実際にプレートを使用するときの取扱いを示す（図2-6）．

　なお，イメージングプレートは，柔軟性はあるものの，強く曲げるとプレートにひびが入るので，過度に曲げないよう注意する．また，包装から取り出したプレートについては，受光面を指でさわらないよう注意しながら，読み取り装置に挿入する．プレート表面はキズがつきやすく，また，辺縁から輝尽性蛍光体が剝がれることがある．得られた画像をよく観察し，診断上，支障が生じることが予想される場合には，新しいプレートと交換する（図2-7）．

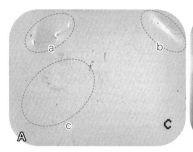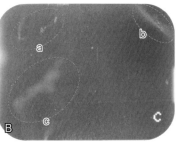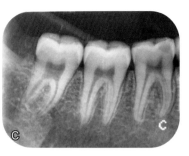

図2-7　イメージングプレートの傷とその画像
イメージングプレート（IP）の表面には蛍光体が塗布されており，撮影時の誤咬による歯型（a）や折り曲げによるヒビ（b），摩滅によるムラ（c）等が生じる（A）．これらは，IPに均一にエックス線を照射したものを読込むと明確になる（B）．このIPを用いた画像では，歯形や折り曲げ跡は観察できるが，摩滅によるムラは被写体と重なると発見が難しい（C）．

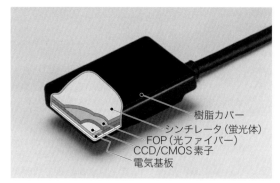

図2-8　固体半導体検出器とその内部構造：入射したエックス線はシンチレータ（蛍光体）によって光となり，光ファイバーを介してCCD/CMOS素子に到達する．CCD/CMOS素子で得られた電気信号をケーブル経由でコンピュータに転送し，デジタル信号に変換して画像化する．（㈱モリタ製作所提供）

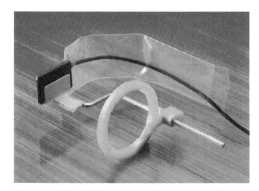

図2-9　固体半導体検出器の取り扱い：撮影補助具で検出器をしっかり保持して口腔内に挿入する．また，本体はオートクレーブ等での滅菌はできないので，撮影時には感染予防の観点から検出器本体とケーブルをビニールでカバーする．

2）固体半導体検出器

　　固体半導体検出器である**CCD**や**CMOS**を用いる場合（**図2-8**），検出器に入射したエックス線は蛍光体で光に変換され，CCD/CMOS素子が光を感知して，これを画像化する．撮影後，ただちにモニタ上に表示されるため便利である．検出器の感度はイメージングプレートよりもやや高く，解像度も高いが，コントラストが強く，かえって観察しにくいことがあり，使用目的でイメージングプレートと使い分けられる．

　　固体半導体検出器の本体は厚くて硬いため，指での保定は困難で，撮影補助具を用いて撮影部位に固定する．撮影時には感染予防の観点から検出器本体とケーブルをビニールでカバーする（**図2-9**）．なお，衝撃により破損しやすいので取り扱いには十分な注意が必要である．また，本体から信号を送信するケーブルの接合部分は曲げに弱いため，強い力がかからないよう留意する．

　　最近ではフィルムにおける標準型や小児用の大きさ（**図2-53**参照）の検出器も供給されているが，その中間のサイズ（**図2-8**）が一般的である．

3 口内法エックス線撮影

1. 歯・歯周組織の撮影におけるエックス線投影の原則

　エックス線はエックス線管の焦点から発して，絞り等で限定されたエックス線束が撮影対象の歯に投影される（図2-10）．エックス線束の中心を中心線（主線）とよび，撮影対象の中心にこれを射入する．歯を透過したエックス線は歯の後方にある検出器に入射して，エックス線画像として認識される．

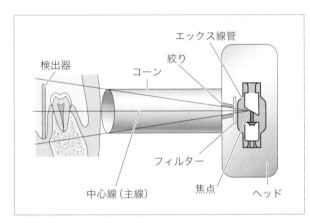

図2-10　**中心線（主線）**：焦点，エックス線束，歯，検出器の位置的関係を示す．エックス線管の焦点から照射される線束の中心を中心線（主線）とよぶ．検査目的の部位に中心線を投影するのが原則である．

　エックス線画像では実物の歯をできるだけ歪み等の少ない画像として描出することが望ましいが，口腔という制約された空間内に検出器を置くために，理想的な位置関係は得られず，結果としてある程度の像の歪みが生じる．この像の歪みをできるかぎり少なくする工夫が試みられてきた結果，以下のような原則に従ってエックス線を投影する．

　なお，歯に接して置かれた検出器は便宜的に指で押さえて保定され，現在でも広く指での保定が行われているが，安定した投影角度が確実に得られるように，専用の撮影補助具が利用される（**図2-33，39**参照）．この場合，患者は指で押さえる必要はなく，指が被曝することもない．

1）二等分法（垂直的角度）と平行法

　二等分法は検出器と歯の長軸（歯軸）がなす角度の二等分線に垂直にエックス線を射入する方法である（図2-11）．歯は検出器上に同じ長さで投影されるが，この投影角度によって，像は縮小したり，拡大されたりする（図2-11）．平行法では歯の長軸と検出器を平行にし，これに直交するようにエックス線を投影する（図2-12）．歪みの少ない像として投影されるが，口蓋や口底が浅い日本人では，検出器を適切な位置に保定するのが難しく，平行法による投影が困難なことが多い．

　その場合でも，できるだけ平行法に近づけて二等分法とするとよい．また，平行法では焦点から被写体までの距離が短いと像の拡大は避けられない．この拡大を最

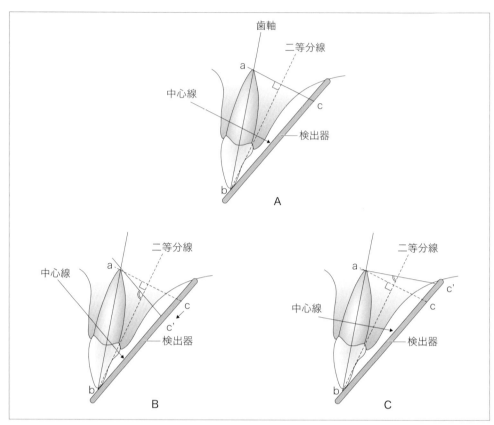

図2-11　二等分法の投影の原則と垂直的角度：検出器と歯軸がなす角度の二等分線に対して，エックス線を垂直に入射する（A）．これが適正な垂直的角度である．垂直的角度が大きくなると，画像上の歯は短くなる（縮む）（B）．垂直的角度が小さいと画像上の歯は長くなる（伸びる）（C）．

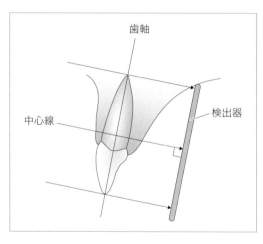

図2-12　平行法の撮影原理：平行法撮影では，歯の長軸と検出器を平行に位置付け，中心線を垂直に入射する．たとえば歯槽骨の吸収を検査する場合，中心線は歯槽頂部とする．検出器を保持するために平行法専用の撮影補助具を用いる．平行法では歯が検出器上でやや拡大して投影される．

小限にするには専用の「ロングコーン」を用いて，焦点と被写体との距離を大きく（30cm程度）する．

　二等分法の画像では像に歪みが生じやすい．たとえば上顎大臼歯のように，口蓋

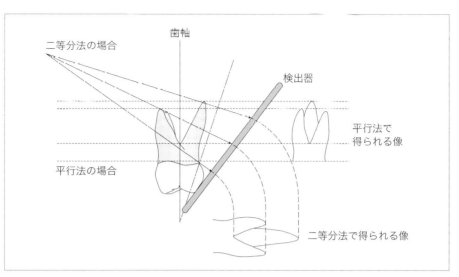

図2-13　二等分法と平行法における画像の違い：二等分法の画像は平行法に比較して歪みやすい

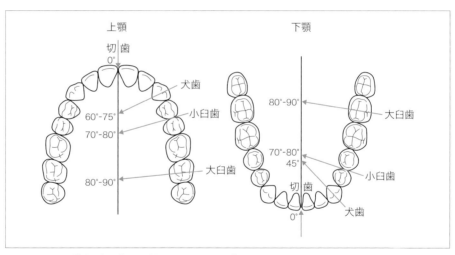

図2-14　正放線投影：歯の隣接面に，たとえばコンタクトゲージが挿入される方向にエックス線を投影する．これと前述の垂直的角度が正しく定まることにより，エックス線の投影方向が決定される．

根と頬側根では投影角度が異なることから，検出器に投影される頬側・口蓋側の根尖の相対的な位置が，実際の歯の形から予想されるものと異なることになる（図2-13）．

2) 正放線投影（水平的角度）と偏心投影

　撮影の対象となった歯が隣接の歯との重なりができるだけ少なくするように投影する（図2-14）．これを正放線投影とよび，一方，意図的に中心線の水平的な方向を変えて投影する場合もあり，これを偏心投影とよぶ（図2-15, 16）．

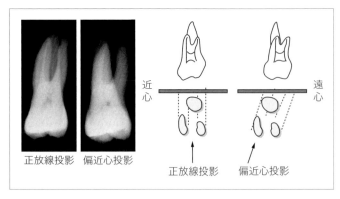

図2-15　**偏心投影**：対象歯に対して，近心から投影する方法を偏近心投影，遠心から投影する方法を偏遠心投影とよぶ．水平的角度において15度ほど傾け，これに応じて検出器の位置を歯1本分程度ずらすとよい．この例では上顎大臼歯において，偏近心投影することで頬側遠心根を口蓋根と重なることなく観察できる．

近心

遠心

正放線投影　偏近心投影

正放線投影　偏近心投影

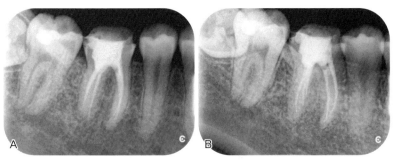

図2-16　**偏心投影の活用**：6̲の根管充填後の画像である．Aの正放線投影では遠心根の2根管が観察でき，Bの偏遠心投影では近心根の2根管が確認できる．偏心投影では，歯の隣接面に重なりが認められ，歯の形態に歪みが生じることに注意する．

2. 咬翼法撮影

　咬翼法撮影は，平行法にほぼ準じて正放線投影を行うことによって，歯冠部と歯槽頂部を対象として上下顎同時に撮影する（図2-17, 18）．隣接面う蝕の有無とそ

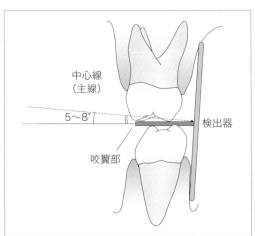

中心線
（主線）

5～8°

咬翼部

検出器

図2-17　**咬翼法撮影**：エックス線の中心線は咬合面付近とし，水平方向は正放線投影で，垂直的な角度は咬合平面に対して5～8度上方からに設定する．

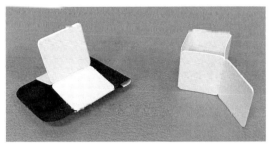

図2-18　咬翼法撮影に用いるタブ（右）と，タブを検出器に取り付けたときの様子（左）：このタブの部分を目的とした歯で咬んで，歯に接して，検出器を固定する．

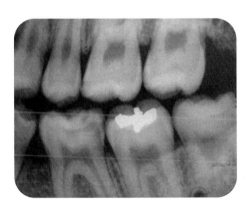

図2-19　咬翼法撮影による左側臼歯部の画像：歯槽頂の骨吸収を観察しやすい．「6の遠心隣接面に象牙質に及ぶう蝕がみられる

の深さの推定や，辺縁性歯周炎による歯槽骨頂部の吸収を評価するのに利用される（図2-19）．

3. 咬合法撮影

標準的な口内法エックス線撮影より広い範囲の観察や，歯軸方向等，異なる角度からの観察に適している．検出器はIPで咬合法用のsize 4（57×76mm）を用い，これを咬ませて撮影する．以下は代表的な投影法である．

1) 下顎の歯軸方向投影

頭を後屈させ，中心線をオトガイ部から歯軸と平行になるように入射させる（図2-20）．骨の頰舌的な膨隆やその内部構造，皮質骨の状態，歯との頰舌的な関係を観察する（図2-21）．

2) 上顎の根尖部方向投影

上顎前歯部には過剰歯や顎囊胞が多く生じる．標準型のIPでは投影される部分が小さいために病変全体の把握が難しい場合，咬合法用のIPを用いて撮影する．垂直的角度は通常の上顎前歯部の二等分法よりも大きくする（図2-22，23）．

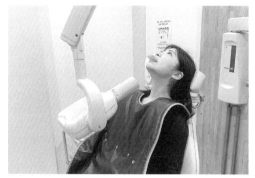

図2-20　下顎の歯軸方向投影

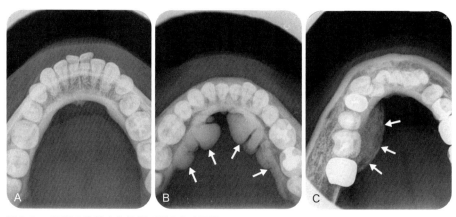

図2-21　下顎の歯軸方向投影で得られた画像
A：特に所見なし
B：両側の舌側皮質骨からの膨隆性の骨構造がみられ，骨隆起が示唆される．
C：舌側に骨膨隆がみられ，腫瘍性病変が示唆される．

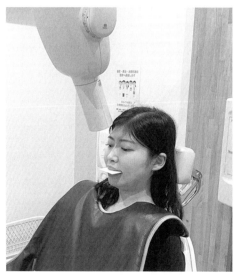

図2-22　上顎の根尖部方向投影

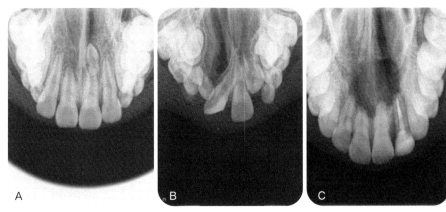

図2-23 上顎の根尖部方向投影にて得られた画像
A：|1 の根尖部に接して逆生の過剰埋伏歯がみられる.
B：|1 の遠心部に顎裂がみられる.
C：正中部に類円形の透過性変化が認められ，鼻口蓋管囊胞が示唆される.

3) 顎下腺唾石症のための2方向投影

　唾石症は顎下腺に生じることが多く，その唾石の有無を確認するのに有効な撮影法である．1枚は下顎の歯軸方向投影を行い，これだけでは顎下腺体が含まれないため，顎下腺体自体を投影する撮影を追加する（図2-24）．この検査で石灰化物が検出されない場合には，唾石症は否定的である（図2-25）

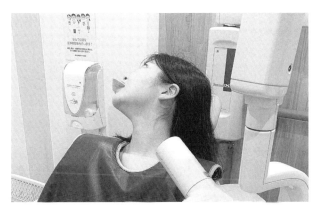

図2-24 顎下腺体を含む後方斜入投影

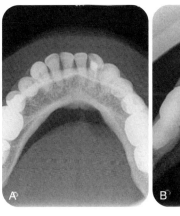
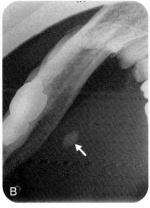

図2-25 顎下腺唾石の例：下顎の歯軸方向投影（A）では検出されなかったが，後方斜入投影（B）により唾石（矢印）が検出された.

4 口内法エックス線撮影の実際

エックス線撮影は歯科医師の指示により歯科衛生士が装置の準備や患者の誘導，検出器とエックス線撮影装置の準備をすることが多く，一連の手順を把握しておく必要がある．ただし，エックス線の照射は，法的に許されないことに注意する．

1. 患者への説明と同意

エックス線検査を行う前に，①検査の必要性，②どのような検査を行うか，③必要に応じてエックス線の人体への影響について説明する．これは検査の実施を判断する歯科医師が行うが，歯科衛生士も理解しておくことが望ましい（図2-26）．

患者の同意が得られたら，エックス線撮影室に案内し（図2-27），撮影に影響する眼鏡，可撤性義歯等を外す．エックス線検査では患者の被曝線量低減のために，①IPや固体半導体検出器，高感度フィルムを用いる，②可能なかぎり矩形絞りを用いる，③原則として防護エプロンを着用させる，等に留意する．適切な撮影条件下では防護エプロンは必ずしも装着しなくてもよいが（図2-28），小児患者の撮影では甲状腺カラーの装着が推奨される（図1-12，p.11参照）

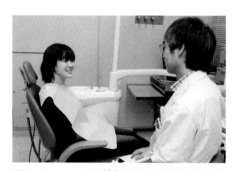

図2-26 エックス線検査の前に必要性等を説明し，同意を得る．

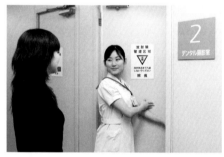

図2-27 エックス線撮影室に案内する．

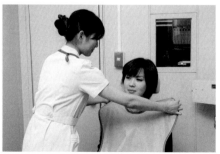

図2-28 可撤性義歯は外し，眼鏡はトレー等で預かるとよい．適切な撮影条件下では線量は少ないので防護エプロンは必ずしも装着しなくもよい．

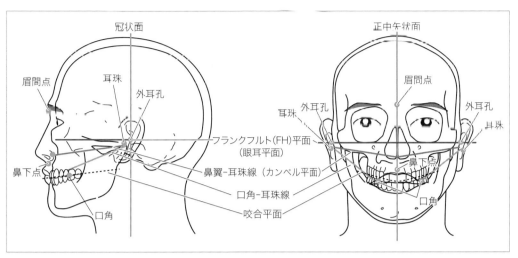

図2-29 **顔面部のエックス線撮影に用いる基準面（線）**：基準面の設定には，眉間点，鼻下点，眼窩上縁，眼窩下縁，外眼角，外耳孔，口角等の顔面部の解剖学的指標を用いる．顔面の正中矢状面は眉間点と鼻下点を通り顔面を左右均等に分ける面である．正中矢状面の長軸方向に垂直な面が冠状面となる．頭部の前後方向の設定は撮影目的によって，フランクフルト（FH）平面（眼耳平面，眼窩下縁と外耳孔を結ぶ平面）やカンペル平面（耳珠上縁と鼻翼下点を結ぶ平面）等を基準面とする．

2. 照射条件の設定

照射条件は，コントロールパネルで設定する．被写体の条件（大人または小児）と歯種をアイコンで選択する（**図2-3**参照）．小児の撮影時に誤って，成人の撮影条件とならないよう十分留意する．

3. 撮影椅子における頭部の固定

頭部を安定した状態で固定することが大切で，これにより投影角度の設定が容易になる．一般の頭部・顎顔面部のエックス線撮影では，基準平面としてフランクフルト平面と正中矢状面が重要である（図2-29）．口内法エックス線撮影では上顎を撮影する場合と，下顎を撮影する場合とで頭位が異なる．患者が口腔内の検出器を指で保持する場合，大きく開口した状態なので，咬合面が床面に水平になるように頭位を設定すると操作しやすい（図2-30）．

4. 検出器とヘッドの位置付け

1）検出器の位置付け

口内法エックス線撮影では，口腔の複雑な解剖学的構造に制限を受けながらも歯と歯周組織を適確に撮影することが求められる．満たすべき要件（図2-31）は，

①対象歯全体が撮影視野の中央に位置し，歪みがないこと．

②対象歯の歯軸が撮影視野の境界に対して平行に位置付けられること．

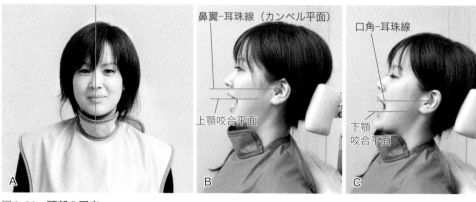

図2-30 頭部の固定
A：後頭部をヘッドレストにつけた状態で顔の正中矢状面（オレンジの線）を左右に傾かないようにする．
B：上顎の撮影では顎を引くようにして，鼻翼-耳珠線（カンペル平面）を床と平行にする．
C：下顎の撮影では顎を突き出すようにして，口角-耳珠線を床と平行にする．

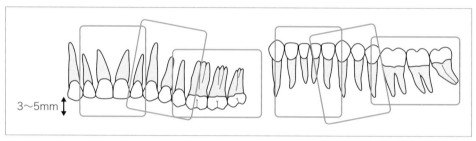

図2-31 歯と検出器の置かれる位置（10枚法の場合）：中切歯，犬歯・小臼歯，大臼歯の例．

③歯の切縁が，撮像視野の境界から3〜5mmの位置にあること．

イメージングプレートやフィルムは，汚染防止の目的で袋に包装して用いるため，その包装の周囲1〜2mmは画像にならないことに注意が必要である．また，コーンカット（**図2-47B**参照）を防ぐためには，検出器の中心を意識するのが有効である．

口内法エックス線撮影では，投影の原則で述べたように，検出器を歯に密着させることが画像上は望ましい．しかし，歯列弓は基本的に馬蹄形で，口蓋は彎曲しているため，固体半導体検出器の場合，歯に密着させることが難しく，またIPやフィルムが彎曲すると画像も歪み，観察が難しくなる．検出器を歯に密着させることよりも検出器を適切に口腔内に位置付けることが優先されるべきである．

2) 検出器の保持

検出器の保持は患者の手指（拇指や示指）で行われてきた（図2-32）．しかし検出器の位置を安定させ，エックス線の投影角度を適切に調整するために，検出器を保持するさまざまな撮影補助具が考案されている（図2-33）．

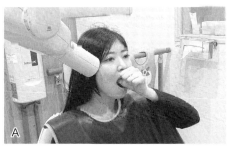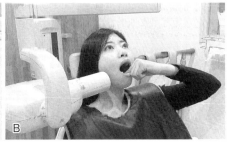

図2-32　**検出器を患者の指で保持する場合**：臼歯部の撮影を例として示す．検出器を撮影側と反対側の手指で保持する．上顎（A）では手を握っても開いてもよく，拇指で押さえ，下顎（B）ではひじをあげ，手を握って示指で押さえると保持しやすい．

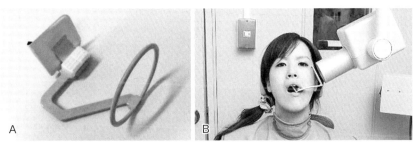

図2-33　**撮影補助具を使用する場合**：撮影補助具に上下の歯が咬合するタブと検出器を固定し（A），上顎左側の撮影のために患者の口腔内に撮影補助具を保定したところ（B）．

5. 口内法エックス線撮影による画像

　口内法エックス線撮影による画像では，エナメル質，象牙質，歯髄腔，歯根膜腔，歯槽硬線，歯槽骨等を観察する．セメント質は，病的な状態の場合のみ観察できるが，通常はその存在を指摘できない（図2-34）．また，撮影の目的とされる歯や歯槽骨以外にも，周囲のさまざまな解剖学的構造が描出される（図2-35，36）．なお，上顎洞，切歯孔，オトガイ孔，筋突起等を疾患と見誤ることがあるので，注意する．

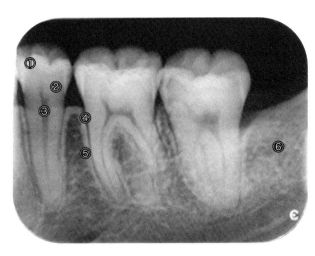

図2-34　**下顎左側大臼歯部の口内法画像**：①エナメル質，②象牙質，③歯髄腔，④歯根膜腔，⑤歯槽硬線，⑥歯槽骨が観察できる．6は，歯根膜腔および歯髄腔の連続性や根管を追うことにより，近心は1根だが，遠心は2根に分かれていることが読みとれる．

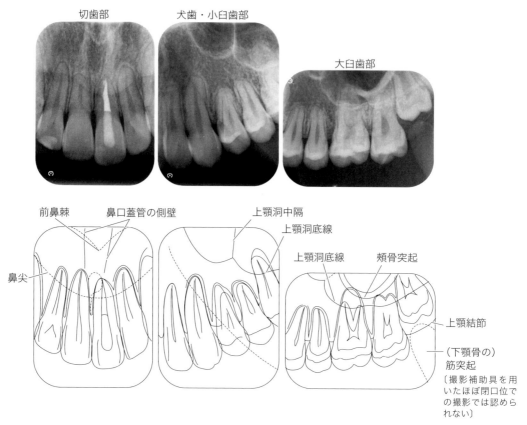

図2-35　口内法エックス線撮影による画像（上顎）

6. 口内法エックス線撮影による全顎撮影

　口内法エックス線撮影では数歯を1枚の画像に収めることができる．診療の流れのなかでエックス線検査の必要が生じて撮影する場合，対象歯を中心とした1枚の撮影になるが，初診時には4枚程度の撮影が多いとされ，全部の歯を対象とするいわゆる全顎撮影が行われるのは全体の10％程度であるとされる．これは米国での統計であるが，わが国でも同様な傾向と思われる．

　全顎撮影とは上下顎について，すべての歯を対象とする検査で，正放線投影を原則とするので，上下顎の切歯，犬歯，小臼歯，大臼歯で，左右側で各7画像になる．これを全顎撮影の14枚法という．一方，上顎ないし下顎を各5画像でカバーすると，切歯，犬歯・小臼歯，大臼歯で，左右側で5画像になる．これを全顎撮影の10枚法という（図2-37）．10枚法は14枚法に比較して画像が少なくなる一方，隣接部の重なりや像の歪みが多くなるが，診療の目的を満たしていれば10枚法でもよいことになる．

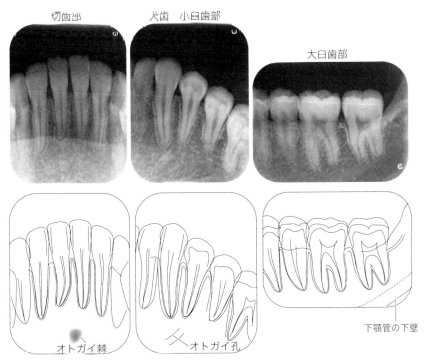

切歯部　犬歯　小臼歯部　大臼歯部

オトガイ棘　オトガイ孔　下顎管の下壁

図2-36　**口内法エックス線撮影による画像（下顎）**

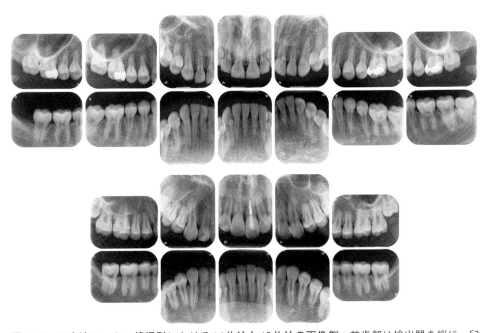

図2-37　**口内法エックス線撮影における14枚法と10枚法の画像例**：前歯部は検出器を縦に，臼歯部は横にして撮影する．14枚法では犬歯と小臼歯部は歯の植立方向や歯列弓における角度が両者で異なるので，これらを分けて撮影することで，歯の実長に近くなり，歯の重なりを最小限にできる．

7. 対象部位ごとの撮影手技

　ここでは全顎撮影10枚法の撮影法について解説する．上顎あるいは下顎で，切歯，犬歯・小臼歯，大臼歯を撮影する場合の一般原則を示すが，1本の歯を対象とする場合にはこれに多少の変更を加えることになる．

　撮影では対象歯を検出器の中心に置き，この対象歯に中心線を投影する（図2-38）．この際，コーンの先端が患者の皮膚面に接する程度に近づけること，困難であってもできるだけ平行法撮影になるような工夫をすることを心がける．なお，日本人の口腔では厳密に平行法撮影をするのが困難な場合が多く，撮影補助具は二等分法を前提として作成されているものが多い（図2-39）．

　図2-40〜46に切歯部，犬歯・小臼歯部，大臼歯部，智歯部に分けて，それぞれの部位ごとの撮影手技を示した．

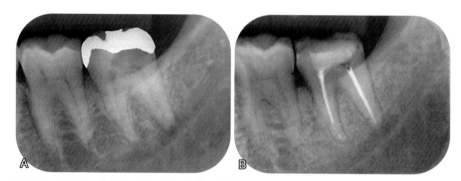

図2-38　**下顎第二大臼歯の例**：同一部位の撮影であっても撮影のたびに投影角度等に相違があるので，互いに異なった画像となる．本例では7の根尖部病変を疑ったために，検出器を7が中心になるように位置付けて，中心線を根尖部に投影した．歯冠部，歯根部，辺縁部と根尖部周囲の歯槽骨が適切に描出され，修復物下にう蝕様透過像がみられる（A）．根管治療後の撮影（B）でも，同様に7を中心となるように投影した．

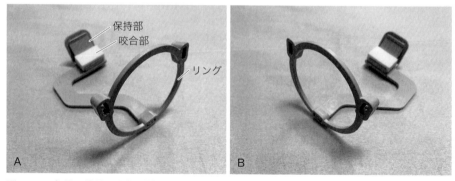

図2-39　**本項で使用した撮影補助具**：上顎左側・下顎右側用（A），上顎右側・下顎左側用（B）である．前歯は，どちらでも使用できる．補助具は，検出器を保持する部分，咬む部分（咬合部）とリングからなる．撮影対象部位に補助具を位置付け，次にリングにコーン先端が接するようにヘッドの位置を決める．

■ 上顎切歯部（21|12）

●頭部の位置

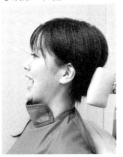

① 鼻翼−耳珠線が水平になるよう頭部を位置付ける.

●撮影範囲

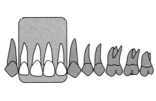

② 撮影範囲は左右の中切歯と側切歯. 検出器を縦にして正中に位置付ける.

●画像

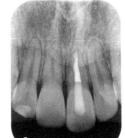

●検出器の保持

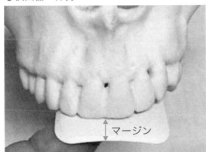

マージン

③ 検出器の位置は, 切縁と平行とし, マージンは切縁から3〜5mm に位置付ける. 歯幅が大きいと, 側切歯の遠心が写らないことがある.

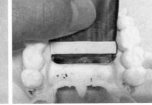

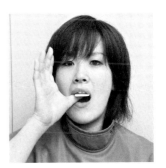

④ 検出器は, 歯冠から歯頸部口蓋側にあてて彎曲しないよう指で軽く押さえてもらう.

●垂直的角度

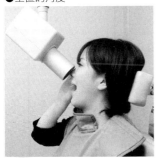

⑤ 垂直的角度を設定し, 二等分法に則っているか確認する.

●水平的角度

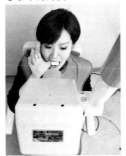

⑥ 水平的角度は, 正面から観察しながら設定する.

●撮影補助具使用の場合

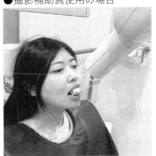

⑦ 補助具の咬合部を上下前歯で咬ませ, リングにコーンを適合させる

図2-40　上顎切歯部の撮影

■上顎犬歯・小臼歯部 (543|345)

●頭部の固定

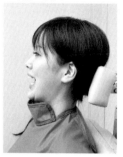

①鼻翼−耳珠線が水平に
なるよう位置付ける.

●撮影範囲

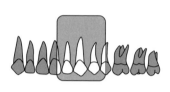

② 撮影範囲は検出器を縦にして犬歯を中心とする.

●画像

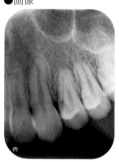

●検出器の保持

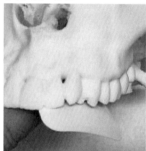

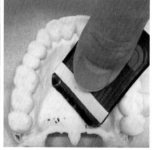

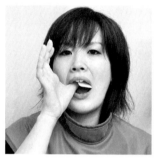

③検出器は,中心線を犬歯歯軸と一致させ,切縁・咬頭と平行に,
マージンは3〜5mm に位置付ける.口蓋の形に影響され,検
出器が斜めになることもあるが,その際は犬歯と検出器の対
角線が平行となるようにする.

④検出器は,反対側の指で,彎
曲しないよう軽く押さえても
らう.

●垂直的角度

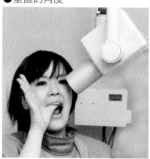

⑤垂直的角度を設定する.犬歯は
歯の傾きの把握が難しいため
注意が必要である.

●水平的角度

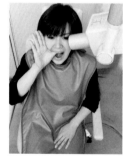

⑥水平的角度は,第一
小臼歯の頬側咬頭と口
蓋側咬頭が重なる方向
に設定する.

●撮影補助具使用の場合

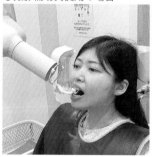

⑦補助具を使う場合は,このよ
うな位置付けとなる.

図2-41　上顎犬歯・小臼歯部の撮影

■上顎大臼歯部 (76|67)

●頭部の固定

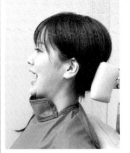

①鼻翼－耳珠線が水平になるよう位置付ける.

●撮影範囲

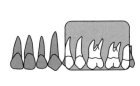

②撮影範囲は，上顎第一大臼歯を中心に，第二大臼歯が写るようにする.

●画像

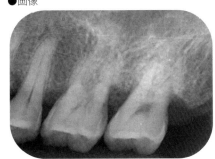

●検出器の保持

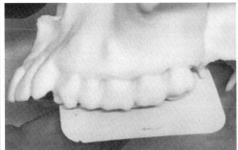

③検出器は咬頭と平行になるよう位置付け，マージンは4～7mmと広めに設定する.検出器の遠心側をやや上げて，第二大臼歯の根尖が欠けないようにする.また，検出器の角が軟口蓋に触れると異常絞扼反射を起こすことがあり，撮影前の十分な説明や手際よい手技が必要である.

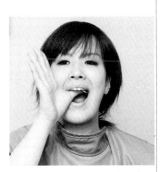

④検出器は，第一大臼歯の歯頸部付近を指で押さえてもらう.

●垂直的角度

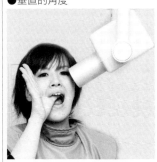

⑤垂直的角度を設定する.頬側根が二等分法に則るようにし，中心線を頬骨突起上方から歯頸部方向に設定し，頬骨突起が根尖に重ならないようにする.

●水平的角度

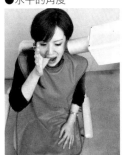

⑥水平的角度は，歯列の形態を考慮する.第二小臼歯と第一大臼歯，第一大臼歯と第二大臼歯の正放線方向は平行ではないことに注意する.

●撮影補助具使用の場合

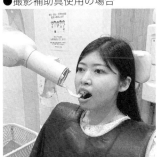

⑦補助具を使う場合は，このような位置付けとなる.

図2-42 **上顎大臼歯部の撮影**

■下顎切歯部 (21|12)

●頭部の固定

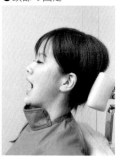

①口角－耳珠線が水平に
　なるよう位置付ける.

●撮影範囲

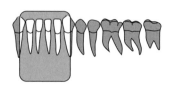

②撮影範囲は，左右中切歯と側切歯. 歯の幅径が小さいため，
　画像上に4本の歯がおさまる.

●画像

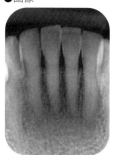

●検出器の保持

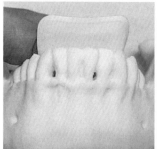
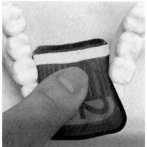

③検出器を縦にして正中に位置付ける.

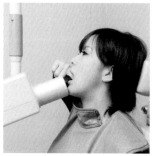

④検出器を彎曲させずに歯と近
　接させる.

●垂直的角度

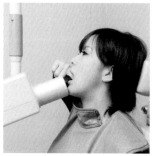

⑤垂直的角度を設定する.

●水平的角度

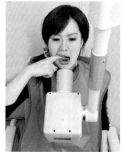

⑥水平的角度は，正面か
　ら観察しながら設定す
　る.

●撮影補助具使用の場合

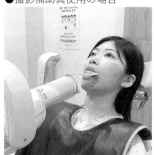

⑦補助具を使う場合には，この
　ような位置付けになる.

図2-43　下顎切歯部の撮影

■下顎犬歯・小臼歯部 (543|345)

●頭部の固定

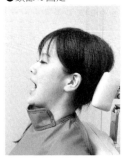

①口角－耳珠線が水平に
なるよう位置付ける.

●撮影範囲

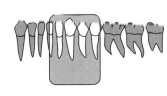

②撮影範囲は,犬歯を中心に,検出器は縦にしてその近心
端を正中部から反対側の中切歯遠心に合わせるように位
置付ける.

●画像

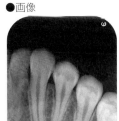

●検出器の保持

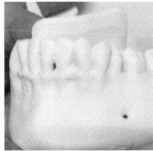

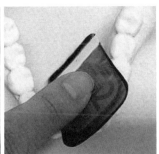

③検出器は,歯の切縁・咬頭と平行になるように,マージンは3～
5mm程度に位置付ける.歯列や口底の形態の影響で,平行にな
らない場合には,犬歯の歯軸を検出器の対角線に一致するように
位置付ける.

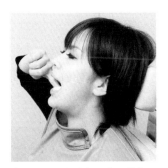

④検出器の中央部を指で彎曲さ
せないよう押さえてもらう.

●垂直的角度

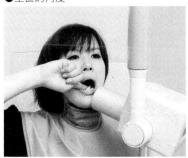

⑤垂直的角度を設定する.検出器は,立
てるほうが望ましいが,難しい場合
は,垂直的角度を大きくする.

●水平的角度

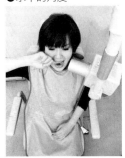

⑥水平的角度は,第一
小臼歯と第二小臼歯
の隣接面が重ならない方
向に設定する.

●撮影補助具使用の場合

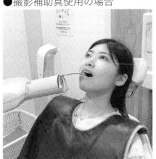

⑦補助具を使う場合には,この
ような位置付けとなる.

図2-44　下顎犬歯・小臼歯部の撮影

■下顎大臼歯部 (7̄6̄|6̄7̄)

●頭部の固定

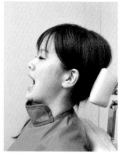

①口角－耳珠線が水平に
なるよう位置付ける.

●撮影範囲

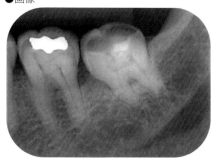

②下顎第一大臼歯部を中心とし，検出器の近心端は第二小臼歯近心に位置付
ける.

●画像

●検出器の保持

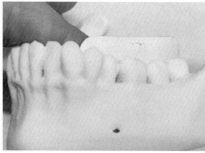

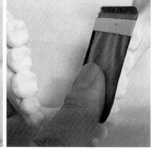

③検出器は咬頭を結ぶ線と平行に位置付け，マージンは4～7mm とする．歯
軸とほぼ平行になるのが望ましいが，口底が浅い場合は，挿入が難しい．口
底の粘膜は伸縮性に欠けるため，やや内側を検出器の角で押し下げると深
く入る.

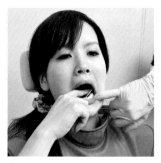

④検出器は，第一大臼歯部の歯
頚部を，反対側の指で外側に
押してもらう.

●垂直的角度

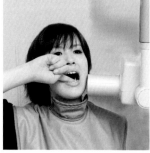

⑤垂直的角度を設定する．検出
器が傾いている場合は，下方
から入射させる.

●水平的角度

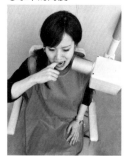

⑥水平的角度は，歯列を
直視しながら正放線方
向を決められる.

●撮影補助具使用の場合

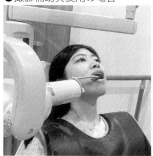

⑦補助具を使う場合には，この
ような位置付けとなる.

図2-45　下顎大臼歯部の撮影

■ 上下顎智歯部 (8|8, 8|8)

● 上顎智歯部

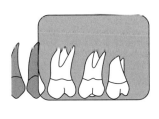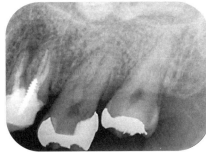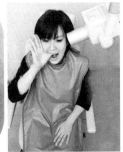

● 下顎智歯部

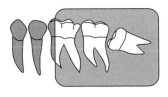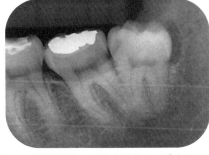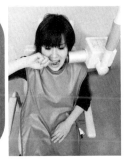

第二大臼歯を中心に位置付け，検出器の近心端を第一大臼歯近心に一致させる．検出器の保持は，中央部を彎曲しないように手指で押さえてもらう．垂直的角度は，臼歯部と同様に設定する．水平的角度は，第二大臼歯を中心に検出器に垂直となるよう設定する．検出器が智歯まで届かない場合には偏遠心投影とする．

図2-46　上下顎智歯部の撮影

8. 投影法が不適切な場合の画像

　口内法エックス線撮影で検出器を指で保持することで生じた不適切な画像の例を示す（図2-47）．その多くは垂直的角度の不良によるものである．撮影補助具を利用すると，これらを避けることができる．

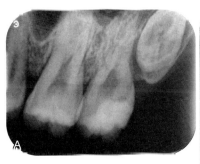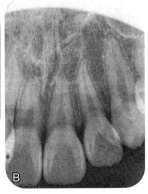

図2-47　エックス線投影の誤りにより生じた不良画像の例
A：垂直的角度が不足した画像で，全体に伸びた画像になって，根尖部が観察できない．
B：中心線の位置を誤ったために画像の一部に欠損が生じており，これをコーンカットという．

1. 乳幼児・小児のエックス線撮影

　乳歯を対象とする撮影では前歯部と臼歯部両側を含むようにする（図2-48）．あえて小児用サイズの検出器ではなく，通常サイズのものでもよい．エックス線撮影室は閉じた空間で見慣れない装置があるため，乳幼児・小児は恐怖感を抱きやすい．乳幼児・小児へは配慮をして，撮影にあたっては保護者に介助をお願いすることもある．

　乳幼児・小児のエックス線撮影では，若年者の放射線感受性は高いことから放射線防護上の配慮が必要である．米国歯科医師会（ADA）では表2-1のように勧告している．特に，甲状腺を遮蔽する防護カラー（**図1-12**, p.11参照）を装着する．小児は，大人と比較して首が短く，頭部と体幹部が近いため，腹部の（小児用）防護

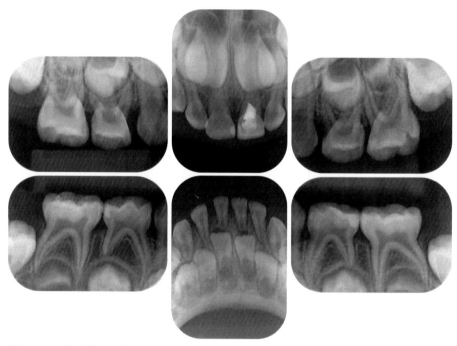

図2-48　**小児で乳歯を対象とした検査の例**：萌出した乳歯と永久歯の歯胚がみられる．

表2-1　**小児のエックス線撮影で特に注意すべきこと**（米国歯科医師会，2014）

①真に必要なときにだけエックス線を使い，いわゆるルーティン検査を行わない．
②最大感度のフィルムもしくはIP，固体半導体検出器を用いる．
③口内法エックス線撮影では矩形絞りを用いる．パノラマエックス線撮影では照射野を限定した小児用の条件とし，コーンビームCTでは目的に適した最小限の照射野を設定する．
④甲状腺カラーを必ず使用する．
⑤照射時間は小児用に設定する．成人用を流用しないこと．
⑥コーンビームCTは真に必要なだけとする．

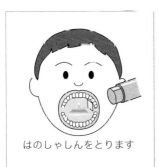

はのしゃしんをとります

図2-49　視覚支援ツール（絵カード）の例
(緒方克也編著．絵カードを使った障害者歯科診療．視覚支援の考え方と実践．医歯薬出版，2008．)

エプロンも装着したほうがよい．また，撮影時の介助として母親があたる場合には，母親の妊娠の可能性を確認し，必要ならば防護エプロンを着用する．

2．妊婦のエックス線撮影

　妊娠中のエックス線撮影については，胎児の被曝を心配する声をよく耳にする．胎児への放射線の影響としては，器官形成異常（奇形），精神発達遅滞といった組織反応と発がんといった確率的影響があげられるが，奇形では0.1Gy，精神発達遅滞では0.3Gy程度のしきい線量があり，歯科を含む診断用のエックス線撮影による被曝でこれを超えることはない．むしろ，エックス線撮影による診断上のメリットが大きいことを説明し，理解を得ることが大切である．

3．障がい者のエックス線撮影

　障がい者のエックス線撮影では，そのハンディキャップに応じた撮影を考える．脳梗塞の後遺症で四肢の可動制限があったり，不随意運動がある場合には，第三者が介助を行う．言葉を伝えることができない患者，聴覚障害を有する患者，自閉スペクトラム症の患者等には，目でみて理解しやすい視覚支援ツールを導入する（図2-49）．

4．在宅等におけるエックス線撮影

　超高齢社会となり，在宅や高齢者施設撮影における歯科訪問診療のニーズは増大している．歯科訪問診療では携帯型エックス線撮影装置を用いるが（**図1-15**，p.13参照），放射線の防護に十分な注意を払う必要がある．必要に応じて撮影者用の防護エプロンの装着，撮影補助具の使用，照射野の限定等の配慮を行う．介助者は，線量が多い照射方向や反対方向に立たないようにする（**図1-16**，p.13参照）．

6 感染予防策

1. 口内法エックス線撮影の感染予防

　口内法エックス線撮影では，検出器を口腔内に挿入するため唾液による汚染がある．また，血液が付着することもある．このため，エックス線撮影のなかでも，感染リスクの高い撮影法であり，感染予防の基本となるスタンダードプレコーション（標準予防策，standard precautions）が必須である（図2-50〜52）．

2. 口内法エックス線撮影の感染予防における歯科衛生士の役割

　口内法エックス線撮影の感染予防については，歯科衛生士の果たす役割は大きい．

　口腔内に触れた手指（グローブを装着している）が触れる場所は，すべて感染予防対策が必要である．汚染した後に薬液で消毒することは合理的とはいえないため，あらかじめラッピングを行っておくとよい．

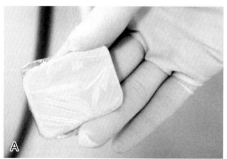
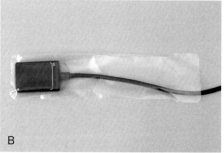

図2-50　**検出器の感染予防**：IPやフィルムはラップフィルムで覆い（A）．固体半導体検出器ではコードも含めて専用のカバーで覆う（B）．

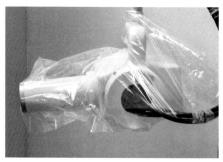
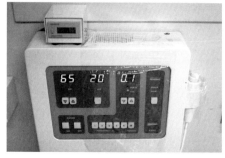

図2-51　**ヘッドの感染予防**：ラップフィルムで覆う．口腔内に触れた手指（グローブ）で直接触る場合には必要である．

図2-52　**コントロールパネルの感染予防**：照射スイッチ，患者・撮影対象選択ボタン等をラップフィルムで覆う．口腔内に触れた手指（グローブ）で直接触る場合には必要である．

　撮影者は2人であると感染対策が効率的に行える．1人がグローブを装着し口腔内にアプローチし，他1人がヘッドの位置付けを行い，照射スイッチを押す等，役割を分担する．撮影者が1人の場合には，汚染部位と非汚染部位をよく認識して対応にあたる必要が生じてくる．

3. 院内感染対策マニュアルの整備

　第5次医療法改正(2007年4月施行)で，「医療の質の向上」と「安全性の向上」という観点から，歯科診療所においても「安全管理体制」，「院内感染制御体制」，「医薬品および医療機器の安全使用および管理体制」が求められることとなった．このなかに，院内感染対策マニュアルを作成し，定期的な見直しを行うことが定められている．各歯科診療所で作成する院内感染対策マニュアルに口内法エックス線撮影における感染予防対策を記載し，実行することが求められる．

⑦ 口内法エックス線撮影に用いるエックス線フィルムとその写真処理

1. エックス線フィルム

(1)口内法エックス線フィルムの規格
　口内法エックス線フィルムの大きさには国際規格があり，一般に用いられるものは標準型(size 2：31×41mm)，小児用(size 1：22×35mm)，咬合法用(size 4：57×76mm)の3種類である(図2-53)．フィルムの感度はある黒さとなる線量の逆数で表される．感度のグループは現在，D，E，Fがあり，Fが最も感度が高く，患者への線量が低いので，その使用が勧められる．

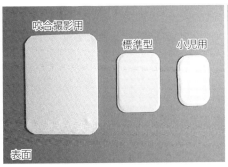
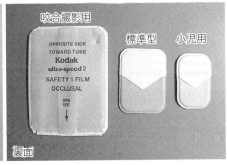

図2-53　**口内法エックス線フィルムの外観**

（2）フィルムパケット

フィルムはパッケージに入って供給され，そこには規格や使用期限が印刷されている（図2-54）．このフィルムは遮光と防湿のためにビニール製の包装がなされている．これをフィルムパケットとよぶ．フィルムパケットは，表と裏が簡単に識別できるようになっており，フィルムの隅には小突起があり，凸面が表を表す．この小突起の近くに，番号シールが貼られている製品も存在する．パケットにはタブがあり，これを引くとパケットが開封される（図2-55）．フィルムパケットを開けると，鉛箔が現れ，次に保護紙に包まれたフィルムが現れる．なお，フィルムには1枚入りと2枚入りの2種類があるため，現像時に重なっているフィルムがないか注意が必要である．

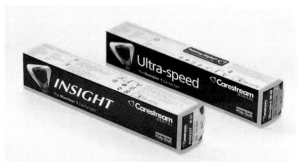

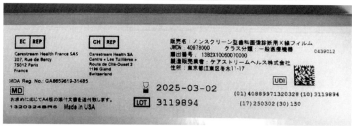

図2-54　**代表的な口内法エックス線撮影用のフィルムのパッケージ**：米国 Carestream Health 社の製品．2種類のフィルムで INSIGHT は E ないし F 感度，Ultra-speed は D 感度である．パッケージには仕様等が記載されている．このフィルムの使用有効期限は 2025 年 3 月 2 日である．

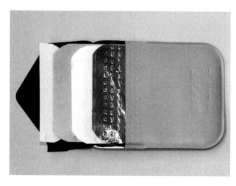

図2-55　**パケットの内部を開いたところ（裏側から観察）**：フィルムは1枚で，これを保護紙で挟み込み，その裏側（ここでは手前側）には鉛箔が挿入されている．なお，鉛箔は産業廃棄物として処分する．

(3) エックス線フィルムの保管

フィルムは，直射日光の当たることのない冷暗所に保管する．また，エックス線撮影室内での保管は避ける．フィルムには使用期限があるので，在庫には注意する．

2. フィルムの写真処理

(1) 現像と定着

現像とは，エックス線が照射されたハロゲン化銀を金属銀結晶に成長させることにより，潜像を可視化する過程であり，定着とは，現像されなかった未反応のハロゲン化銀を溶解して，ゼラチン層を硬化させる過程である（図2-56）．実際の写真処理の手順を示す（図2-57）．

(2) 写真処理の実際：手現像

写真処理の手順（図2-57）に従って，これを暗室のタンクを使用するか，簡易的にビーカー等に現像・定着液を準備して暗箱内で行うこともできる．なお，フィルムをパケットから取り出す際にはフィルム表面を指で挟まないようにする（図2-58）

(3) 写真処理の実際：自動現像機

自動現像機は，手現像のプロセスを専用の装置により自動的に行う．多くの装置では，フィルムをローラーで搬送させており，これにより反応時間の短縮を図っている．また，現像温度は27℃程度の温度で90秒ほどの処理として，停止を省き，全工程を5分弱で完結させる．ローラー搬送式の装置では，ローラーに汚れが付着

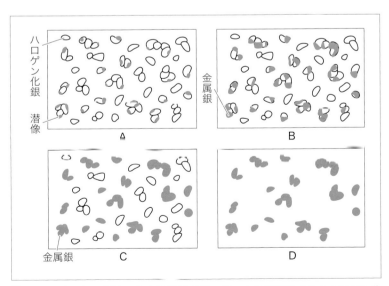

図2-56　**エックス線フィルムの写真処理**：エックス線照射されたハロゲン化銀には潜像が形成され（A），現像により金属銀として成長し（B），現像終了時（C）には結晶全体が金属銀になる．定着では未感光のハロゲン化銀を取り除く（D）．（歯科放射線学，第6版，医歯薬出版，図3-4-1より）

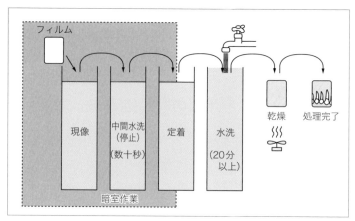

図2-57 **写真処理の手順**：現像から定着が進むまでは遮光されたところで作業をする．現像時間は液温が20℃のときは約5分である．なお，中間水洗（停止）は，現像処理の化学反応を停止させ，定着槽へ現像液の持ち込まないという目的がある．最後の水洗では定着液がフィルム面に残留しないようにするためで，これは不足すると後日，写真が変色することになる．

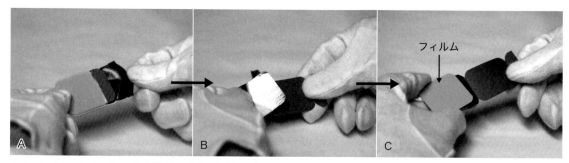

図2-58 **フィルムパケットの開封**：暗室（暗箱）の中でフィルムパケットを開封し(A)，鉛箔と遮光紙を取り除くと(B) フィルムが出てくる(C)．

するため，週に1回はローラー部分を装置から外して水洗いする必要がある．また，稼働時は，診療に用いないフィルムを，クリーニングフィルムとして流し，その稼働状態を確認するとともに，ローラーに析出する結晶を吸着させる．しかしながら，口内法エックス線撮影ではデジタル化が進み，フィルムの使用が限られているので，こうした自動現像機の入手は困難である．

（4）処理液の管理

　現像液は空気に触れている時間とともに劣化し，フィルムを現像するたびに劣化する．また，定着液は，定着作業を行うたびに劣化してくる．必要量を日々補充しながら，運用することが基本であるが，定期的な全交換も必要になってくる．処理液の交換は，日誌をつけて定期的に行うことが望ましい．

（5）使用済み現像液・定着液の処理

　使用済の現像液と定着液は，産業廃棄物に相当するため，それぞれ専用の容器に

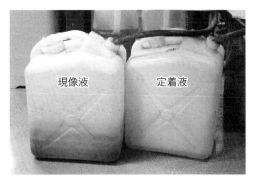

図2-59　使用済み現像液と定着液の保存タンク：廃液処理専門業者に引き取ってもらう．水道の排水口等に廃棄してはならない．

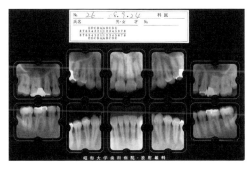

図2-60　フィルムマウントの一例：ここでは10枚法で撮影されたマウントを示す．

溜めておき，廃棄処理専門業者に引き取りを依頼する（図2-59）．

3. エックス線写真の管理

（1）エックス線写真の管理

　撮影されたエックス線写真は，患者ごと，撮影日ごとに保管され，診療に必要な場合には，遅滞なく提示できるように管理することが必要である．口内法エックス線撮影によるエックス線写真は，それ自体には患者情報や撮影日時といった情報は記録されていないため，専用のフィルムマウントに収納し，フィルムマウント上に，①患者氏名，②撮影年月日，③撮影部位を記述する．エックス線写真のマウント時には，その表裏をフィルムの小突起やフィルム番号により識別する（図2-60）．

（2）エックス線写真の観察

　エックス線写真を観察するためにシャウカステンを用いる．この上にエックス線写真を掲示して，濾過光を介して観察する（図2-61）．シャウカステンは本来，胸部写真のような大きな写真を観察するためのもので，口内法写真の場合，写真以外の部分からの光が目に入らないような工夫が必要である．

（3）エックス線写真の保管

　エックス線写真は，診療時の補助資料となるため，診療録と同一のファイルに時間経過がわかるように保存することが望ましい．診療録の保管とエックス線写真の

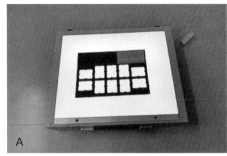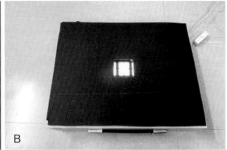

図2-61　**シャウカステンの使用例**：シャウカステン（A）で画像を観察する場合，観察する画像以外を黒紙で覆って，光が目に入らないようにする（B）．画像が小さいので，拡大鏡を用いて観察するのがよい．

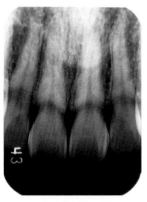

図2-62　**照射時間の過剰**：過度な露光条件で撮影された．過度な露光では，すべてが黒くみえる．現像温度が高いとき，現像時間が長すぎるときも同様の画像となる．

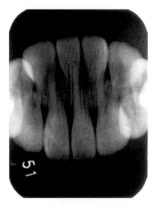

図2-63　**二重露光（二重撮影）**：撮影済みのフィルムを誤って，再度撮影に用いることで発生する．IPでも同様なエラーが起こり得る．

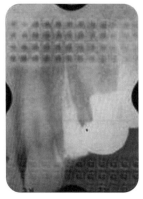

図2-64　**フィルムの裏返し撮影**：フィルムの裏側には，鉛箔が設置されているが，裏から像が入射すると，鉛箔により全体的に画像が白くなる．鉛箔はエンボス加工されており，その模様が画像上にも現れるため，フィルムの表裏を誤ったことがわかるようになっている．

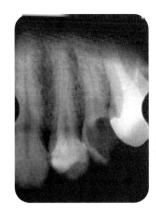

図2-65 **部分的な感光**：フィルムを現像する際は，フィルムの開封を暗室や暗箱内で行う必要があるが，誤って明室でパッケージを開けてしまい，結果として上部が黒くなっている．フィルムは，エックス線だけではなく可視光線でも黒くなることに注意が必要である．

保管は連動させておく必要がある．なお，エックス線写真を，診療録に直接テープで貼り付けたり，写真に鉛筆で書き込むことはしてはならない．

(4) 写真処理が不適切なために生じる画像

　不適切なエックス線写真は，IPや固体半導体検出器による画像に共通するものと，フィルムに特有なものとがある（図2-62～65）．

3章 パノラマエックス線撮影法

到達目標

❶ パノラマエックス線撮影の適応を説明できる.
❷ パノラマエックス線撮影装置とその手順を説明できる.
❸ パノラマエックス線撮影時の患者の位置付けを説明できる.
❹ パノラマ画像の正常解剖構造を概説できる.

パノラマエックス線撮影とは歯と顎骨を1枚の画像として観察するための撮影法で，専用のパノラマエックス線撮影装置を必要とする．幅狭・縦長のエックス線束が患者の顔面部を中心として，受像系と対向し，**回転**しながら撮影する．**断層撮影**の一種とされる．受像系はCCD等の固体半導体検出器が用いられる．ただし過去には，増感紙フィルム組み合わせ系 (p.63参照) が使用されており，これに代わってデジタル系のイメージングプレートが使用されることもあるが，いずれも専用の処理装置が必要であり，一般歯科診療所においては上記の固体半導体検出器を搭載した装置にとって代わられている．

1 パノラマエックス線撮影の適応

歯列と顎骨全体の観察に有用である．歯や顎骨の疾患が，顎骨に広く及ぶ病変(炎症性の病変，顎骨の囊胞・腫瘍性病変，上顎洞底部への病変の進展等)，外傷に伴う顎骨の骨折，第三大臼歯の埋伏とその位置，歯の発育と萌出やその異常，無歯顎における歯の遺残，顎関節の異常等，これらを疑ったときに適用される．パノラマ画像所見から治療に移行する場合と，さらに別の検査法を追加する場合があり，後者の場合でもパノラマ画像の所見が次の検査法の適切な選択に有用である．また，口内法エックス線撮影が異常絞扼反射*のため困難な場合にもパノラマエックス線撮影が利用される．

パノラマ画像の問題点はいくつかあり，口内法エックス線撮影とは相互に補完する関係で利用される．①口内法撮影による画像に比較して解像度が劣るため(図3-1)，う蝕や，辺縁性・根尖性歯周炎を詳細に評価できない．②小臼歯部では正放線投影にならず，隣在歯と重複して投影される．③断層域(後述)から外れると，像が歪んだり，像が形成されないことがある(図3-2)．④断層域内に位置付けても障害陰影(後述)と重なり，頸椎の重なり等によって前歯部が不明瞭となることがある．

＊異常絞扼反射

絞扼反射は，舌根部，咽頭後壁，口蓋扁桃等を刺激すると誘発される嘔吐様の反射です．この反射が亢進した状態で，歯科治療の妨げになるのが異常絞扼反射です．

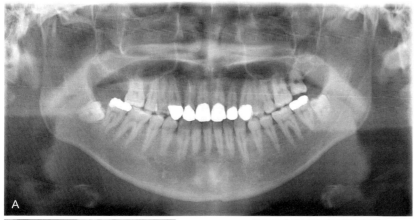

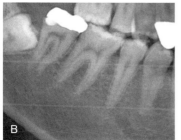

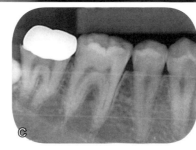

図3-1　パノラマ画像と口内法画像との比較：パノラマ画像（A）から口内法画像と比較しやすいように下顎臼歯部を拡大した画像（B）と，口内法エックス線撮影による同部位の画像（C）を比較する．両者の投影角度は異なるが，口内法画像（C）では，歯の輪郭，エナメル質，象牙質，歯根膜腔，歯槽骨の骨梁構造がパノラマ画像（B）より明瞭である．

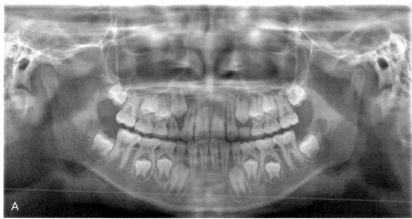

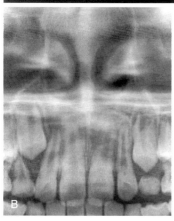

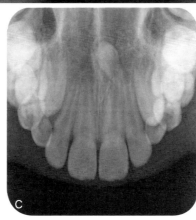

図3-2　パノラマ画像と咬合法画像との比較：パノラマ画像（A）と上顎正中部を拡大した像を示す（B）．咬合法撮影の画像（C）では逆生の過剰歯が埋伏しているのがわかるが，パノラマ画像ではわからない．埋伏歯がパノラマエックス線撮影の断層域から外れているためである．

② パノラマエックス線撮影装置における画像の形成

　パノラマエックス線撮影ではエックス線管(焦点)から発生したエックス線は、スリットによって幅が狭い縦長のエックス線束となり、被写体(患者)に入射し、これを通過したエックス線が検出器に届き、画像が形成される(図3-3)。幅狭・縦長のエックス線束と検出器が被写体周囲を同期して回転することで、左側面、前方、右側面と上下顎骨の断層像が形成される(図3-4)。明瞭に描出される部分を**断層域**といい、上下の歯列弓に沿うような形態を呈している(図3-5)。

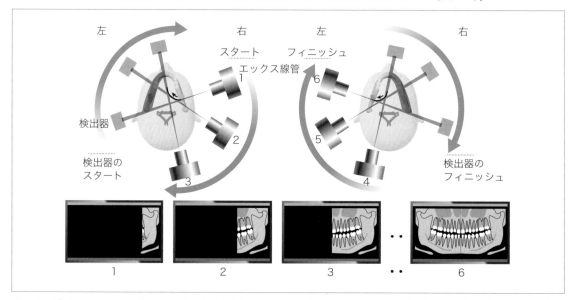

図3-3　パノラマエックス線撮影装置におけるエックス線管と検出器の位置関係および回転運動:パノラマエックス線撮影装置では横幅が狭く縦長のエックス線束が、1の位置から2,3と移動しながら、その回転中心(図中の黒矢印)は前方に弧状に移動する。正中に達するとエックス線束は4〜6へと移動し、回転中心は左側へ同様な弧を描いて移動し、結果として顎骨全体を走査する。エックス線の入射した検出器からの信号がコンピュータに送られて画像が形成され表示される。

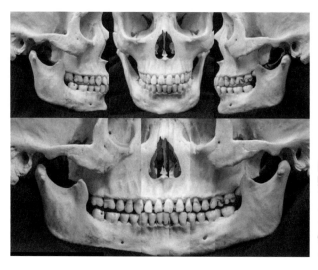

図3-4　パノラマ画像の概念図(イメージ):パノラマ画像では顎骨を側方から正面へ、そして反対側の側面へとエックス線が投影されて、上下顎骨と歯を全般的に観察することとなる。

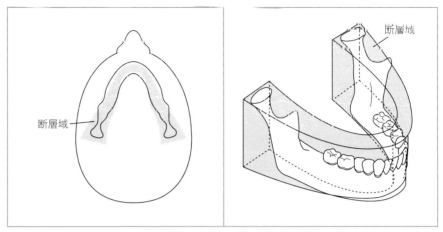

図3-5　パノラマエックス線撮影における断層域の概念図：この図に示された範囲が断層域であり，この断層域から外れると画像は不明瞭となるか描出されない（図3-2参照）.

③ パノラマエックス線撮影の実際

1. パノラマエックス線撮影装置の概要

　パノラマエックス線撮影装置はエックス線管を含むヘッドの部分と，検出器の部分からなり，両者はアームによって一体化している（図3-6）. スリットによって絞られたエックス線束の縦幅は入射する検出器の部分で15cm程度である. 断層域と検出器とはやや離れていることから，パノラマ画像は1.3倍程度の拡大像となる. またエックス線束はわずかに下方から検出器に向かって入射される. これらを画像の観察では留意する.

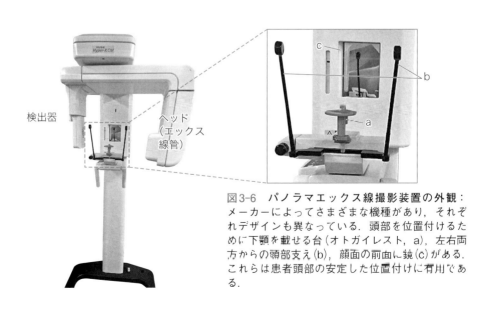

検出器

ヘッド（エックス線管）

図3-6　パノラマエックス線撮影装置の外観：メーカーによってさまざまな機種があり，それぞれデザインも異なっている. 頭部を位置付けるために下顎を載せる台（オトガイレスト，a），左右両方からの頭部支え（b），顔面の前面に鏡（c）がある. これらは患者頭部の安定した位置付けに有用である.

2. 撮影条件の選択

　コントロールパネルの操作で検査目的に沿った撮影条件を選択する（図3-7）．固体半導体検出器の装置では適切な線量が検出器に到達していることを確認して撮影条件を自動的に選択するようになっている（automatic exposure control；AEC，自動露出機構）．手動で条件を設定することも可能であり，患者の体格に合わせて管電圧・管電流を設定する．通常は管電圧が70kV程度，管電流は4〜12mAの範囲である．女性や無歯顎者，小児では管電圧，管電流ともにやや低くする．

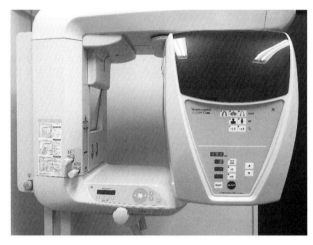

図3-7　コントロールパネルの例：この装置ではパネルがヘッド部分にある，成人，小児を選択すると，自動的に適切な管電圧・管電流に決められる．顎関節の4分割撮影もここで選択する．なお，この装置では後述の部分撮影を選択できない．

3. 部分撮影

　検査の目的によって顎骨全体は不要なことがあり，たとえば，歯列のみ，下顎骨のみ，大臼歯部のみというように必要な部分のみを撮影することができる（図3-8）．また，小児の混合歯列期の歯の発育の評価であれば歯列部分のみで足りるので，照射野を限定することで小児の被曝を低減できる（図3-9）．さらに治療後の経過観察で，他の部分を必要としない場合はその部分のみを撮影することができる．

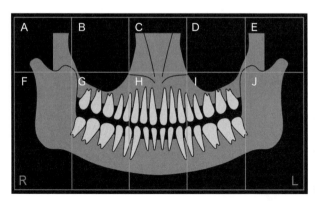

図3-8　部分撮影の概念図：たとえば下顎右側臼歯部を対象とする場合，Gのみを撮影することができ，また，上顎右側臼歯と上顎洞の関係をみるのであれば，GとBを撮影するように設定する．（㈱モリタ製作所提供）

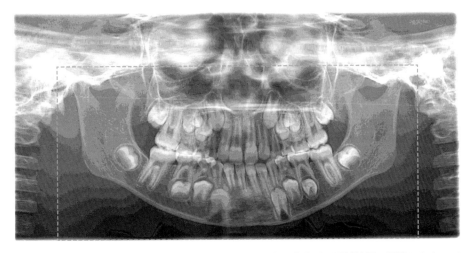

図3-9 **小児のパノラマエックス線撮影の例**：上の画像は成人用の照射範囲で撮影したものであるが，小児の歯の発育を観察するのであれば，撮影範囲を破線のように狭めることで，被曝線量を低減できる．(㈱モリタ製作所提供画像を改変)

4. 顎関節の撮影

　顎関節については両側の閉口時と開口時の合計4画像を撮影するモードを選択する．閉口時と開口時の位置（図3-10）および得られた画像（図3-11）を示す．

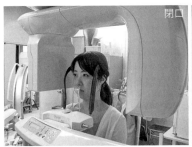
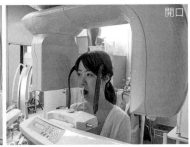

図3-10 **顎関節4分割撮影**：顎関節の左右側，閉口および開口時の4画像をパノラマエックス線撮影装置で行う．この装置ではオトガイレストを外して開口を可能にし，頭部の高さは鼻部で支えて動かないように固定している．

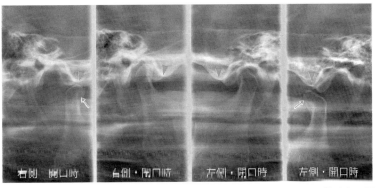

図3-11 **顎関節4分割撮影にて得られた画像**：開口時には下顎頭（矢印）は関節隆起（矢頭）を越えて前方に移動する．

5. 患者への指示と説明

　障害陰影の原因となる眼鏡，装飾品（ネックレス，ピアス，イヤリング，ヘアピン）や，取り外し可能な矯正装置，義歯，補聴器等を外してもらう．

　次に，頭部周囲を撮影装置が回転して移動することを説明する．「装置が10秒程度，お顔の周囲を移動します．その間はじっとしていてください．ぶつかることはありませんので，ご安心ください」というように説明する．必要ならばエックス線を照射しないデモモードで実際に回転するところをみせることができる．

　防護エプロンの装着は不要である．エックス線が照射される部位が限定されているため，誤ってその他の部位に照射されることはないからである．

6. 患者の位置付け

1) 装置の高さの調節

　撮影時の体位は立位が一般的だが，身長や患者の体調に合わせて座位でもよい．患者の身長に合わせて撮影装置の高さを調節する．次に，顔面をオトガイレストおよび頭部固定装置に誘導する．装置と顔との距離が近いため，患者の不安を考慮し，手を添えながら行うのが望ましい．装置付属のバイトブロックを上下切歯の切端で咬んでもらい下顎前方位（切端咬合）とする（図3-12）．

2) 適切な姿勢の維持

　首と背筋をできるだけまっすぐな状態で維持させる．前傾姿勢で撮影すると，首の部分でエックス線が吸収され，前歯部が濃度不足の画像になる（図3-13）．撮影者が患者より低い身長の場合，この体位の確認が困難であるので撮影者は踏み台を使用し，目線の先に患者が位置するように工夫する．

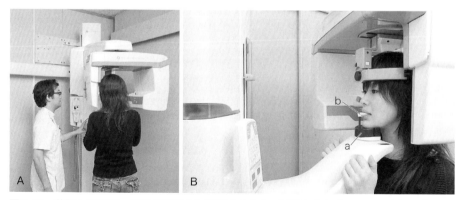

図3-12　**装置への誘導**：患者を装置内に誘導する（A）．下顎をオトガイレスト（a）に乗せて，バイトブロック（b）を咬ませて切端咬合とする（B）．

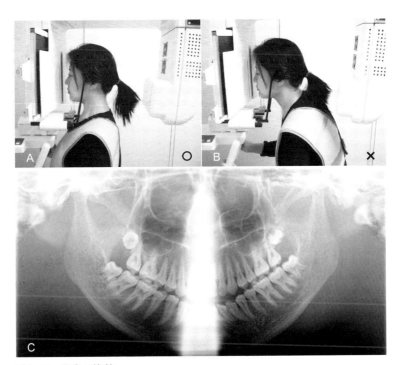

図3-13　患者の姿勢
A：適切な姿勢．B：不適切な前傾姿勢．C：前傾姿勢（B）で撮影したパノラマ
画像．中央のエックス線量が少なく濃度不足になる．

3）断層域への患者の位置付け．

　患者の上下顎骨が断層域に入るように位置付ける（図3-14）．機種により差異があるので，添付の撮影マニュアルを確認する．一般的には下記のことに留意する．

①患者の正中矢状面と装置の正中基準線を示す指標（ライトビーム）とを一致させる．

②水平方向の傾きを調整する．水平基準線はフランクフルト（FH）平面（**図2-29**,
　p.27参照）で，床と平行になるように設定する．

③患者の真横から上顎犬歯の歯軸付近に断層域基準線のライトビームを合わせる．

　なお，バイトブロックを咬ませて切端咬合とするが，上下切歯の前後的な位置関係により，切歯が断層域から外れることがあるので注意する（図3-15）．

4）患者の解放

　撮影終了後，頭部固定を外して装置の外に誘導する．患者は後ろ向きに移動することになるため，患者の肩に手を添えてゆっくり移動するように説明する．

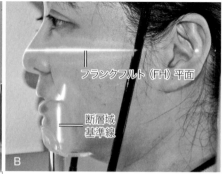

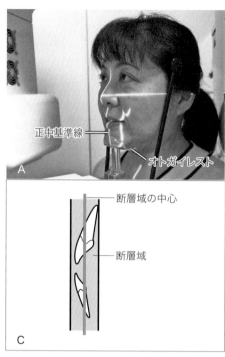

正中基準線

オトガイレスト

フランクフルト（FH）平面

断層域
基準線

断層域の中心

断層域

A

B

C

図3-14　患者の位置付け
A：左右に傾斜しないように顔面の正中を合わせる．オトガイレストにオトガイ部を載せて正中基準線に顔面の正中を合わせる．
B：水平基準線の調整．フランクフルト（FH）平面（眼耳平面）が床面と平行かやや上方を向いた状態になることが多い．断層域基準線を犬歯部付近に合わせる．下顎位は切端咬合位とする（ここではバイトブロックを使用せずに切端咬合位を保持している）．
C：Bの位置付けにおける断層域と中切歯の関係．中切歯の歯根中央付近に断層域の中心が位置する．

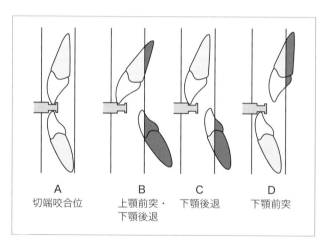

A
切端咬合位

B
上顎前突・
下顎後退

C
下顎後退

D
下顎前突

図3-15　切歯部の断層域と上下切歯の位置関係を示す図：切端咬合位とすると，多くの場合（A）は切歯の歯冠部と根尖部を描出できる．不正咬合のある場合（B,C,D）では歯根が断層域から外れて不明瞭（黒い部分）になることがある．（Whaites E. Essentials of dental radiography and radiology, 6th ed. 2021. のFig 15, 17. より）

パノラマエックス線撮影における画像の評価

　　適切な画像が得られるように努めていても，患者の位置付け，断層域の設定不良が生じることがある．失敗例からその原因を考えて，以降で改善することが必要である．

1. 異物による障害陰影

エックス線は撮影側の反対側から入射するため，対側の解剖構造等が不明瞭な像として重なって描出される．これを障害陰影という．ピアス，イヤリング，ネックレス等を装着したままでは，それらも描出され，診断の妨げになるので注意すべきである（図3-16）

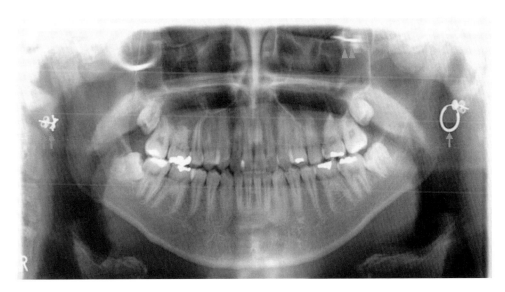

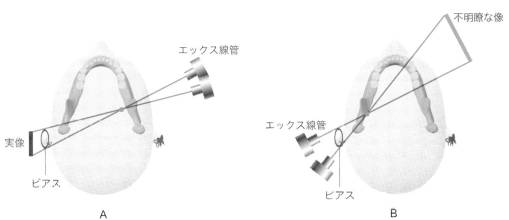

図3-16　**ピアスによる障害陰影の例**：両側に装着されているが，左側のリング状のピアスは，エックス線が右側から入射して左側のピアスを投影するときには実像となるが（A，パノラマ画像では↑），エックス線が左側から入射するときには断層域から大きく外れるため，右側にエックス線不透過性の不明瞭な像として描出される（B，パノラマ画像では▲）．右側のピアス（↑↑）についても同様に考えると，左側にやや不明瞭な像（▲▲）がみられる．なお，エックス線はやや下方から投影されるために，不明瞭な像は反対側に実像より上の方に描出される．

2. 頭部の固定や位置が不良な場合

(1) 左右方向の位置付け不良＝正中矢状面の設定不良

　患者の正中矢状面が左右のいずれかにずれると，左右対称ではない画像になる．撮影装置の多くが，患者の左側から基準平面の設定を行うような構造のため，前歯部断層域設定時に，患者の顔が左側に向く傾向がある．そのため，最終確認として正中基準線と顔面正中の一致を確認するとよい（図3-17）．

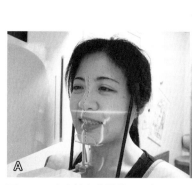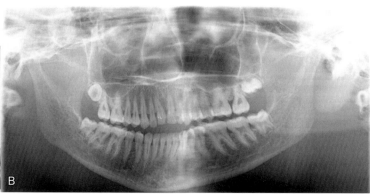

図3-17　左右的な位置付け不良
A：正中基準線のライトビームが右側にずれているため，実際の正中（破線）が左側にずれたことになる．患者の左側から断層域基準線を設定するため，このように患者が左を向いてしまうことがあるので注意する．
B：Aの位置付けで撮影したパノラマ画像．左右が非対称で左側の犬歯・小臼歯の重複，左側臼歯の拡大，右側臼歯の縮小等がみられる．患者が右を向いた場合は，この逆の像になる．

(2) 上下方向の位置付け不良＝水平基準線・フランクフルト平面の設定不良

　水平基準線の設定によって，咬合平面の傾斜が変化するため，上顎あるいは下顎の一方が不明瞭な像となる．フランクフルト平面が上向きになると，咬合平面は山型・凸状になり（図3-18），下向きになると咬合平面はV字型になる．

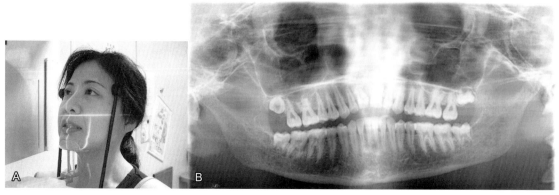

図3-18　上下的な位置付け不良
A：フランクフルト平面が上向きに設定されている．身長の高い撮影者が低い患者を位置付けするときに起こりやすい．
B：Aの位置付けで撮影したパノラマ画像．歯列が山（∧）型になっている．上顎切歯が水平に拡大し，不明瞭になっている．このような位置付けでは，上下顎ともに鮮明な像を得ることはできない．

（3）前後的な位置付け不良＝断層域の後方あるいは前方に位置付けた場合

　適切な位置よりも後方に位置付けると，上下顎骨（被写体）はエックス線管・焦点に近づき，検出器から遠ざかるため，像は水平方向に拡大し，不明瞭になる（図3-19）．逆に前方に位置付けると患者は検出器に近づき，焦点から遠ざかるため，像は水平方向に縮小し，不明瞭になる（図3-20）．

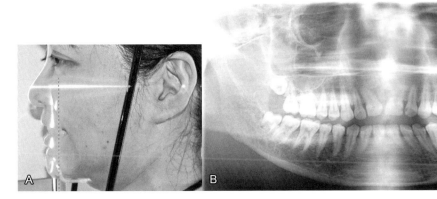

図3-19　後方に位置付けした例
A：断層域基準線が犬歯部よりも前方にあるので，適切な断層域よりも後ろに位置していることになる．
B：Aの位置付けで撮影したパノラマ画像．前歯部が著明に水平方向へ拡大し，不明瞭になっている．

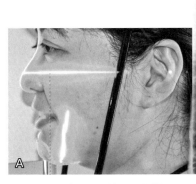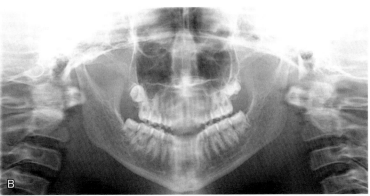

図3-20　前方に位置付けした例
A：断層域基準線が犬歯部よりも後方にあるので，適切な断層域よりも前に位置していることになる．
B：Aの位置付けで撮影したパノラマ画像．全体が水平方向へ縮小し，不明瞭になっている．

⑤ パノラマ画像の正常解剖

　適切な条件で撮影されれば，歯列と顎骨は明瞭に描出され，咬合平面は緩やかなU字型となる．エックス線は解剖構造に対して接線となったときに線（不透過像）として描出される（図3-21）．なお，パノラマ画像では撮影対象とした歯列と顎骨とは別に，鼻腔，咽頭腔，口腔の空気は透過像として，また頸椎や反対側下顎枝は不明瞭な不透過像として，画像上に重なって投影されるので，画像を観察するうえで注意が必要である（図3-21）．

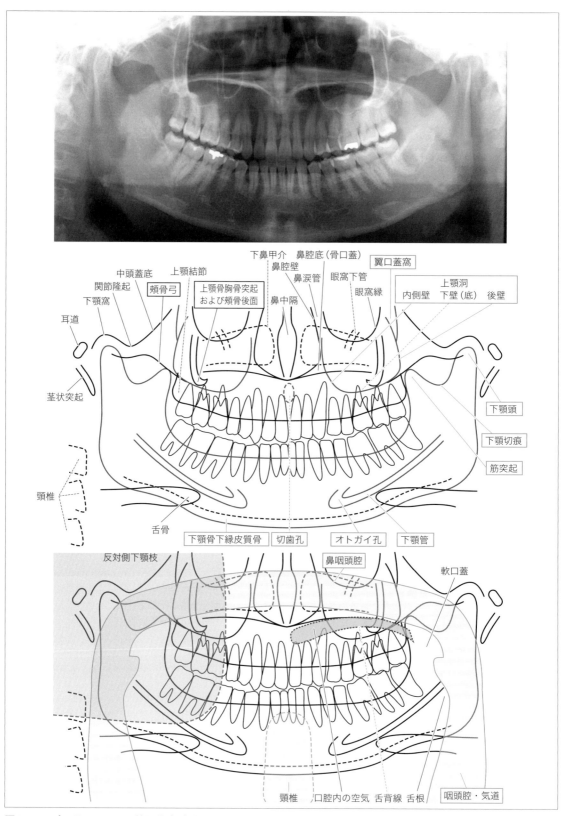

図3-21 パノラマエックス線画像（上）とそのトレース（中），障害陰影（下）

パノラマ画像の観察の手順は以下のとおりである.

まず，下顎骨の輪郭を右側の関節突起から下顎枝後縁，下顎角，下顎骨下縁を観察しながら，反対側に移り，同様に下顎角，関節突起までを連続した線として追う．次に上顎で，鼻腔底から上顎洞底部，上顎の歯根に注意しながら，上顎結節部，上顎洞の後壁とみて，上顎洞両側の透過性を確認する．次に歯列について，埋伏歯，過剰歯，う蝕，歯槽骨吸収，根尖部病変等を確認する．小児であれば歯の発育と永久歯の先天欠如等も加える．高齢者であれば，下顎骨下縁の皮質骨の変化（図6-31，p.103参照）や頸椎前縁にみられる頸動脈の石灰化等も確認する.

⑥ 増感紙フィルム組み合わせ系を用いたパノラマエックス線撮影の場合

パノラマエックス線撮影では従来から増感紙フィルム組み合わせ系が利用されていた．この場合はこれらを収納するカセッテが必要であり，装置自体もカセッテを搭載できるものでなくてはならない．イメージングプレートを使用する場合も同様で，IPを収納するカセッテを用いる．フィルム用のカセッテは両面に蛍光増感紙があり，フィルムを装てん後にこれを閉じ，装置のカセッテホルダーに収める（図3-22）.

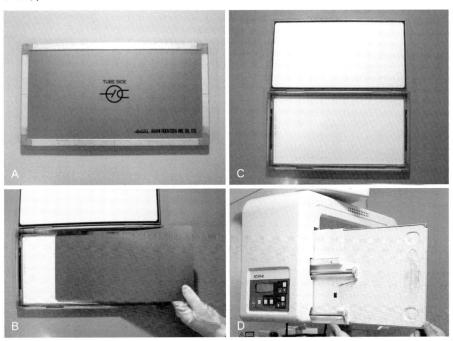

図3-22　増感紙フィルム組み合わせ系を用いた場合
A：カセッテの外観で，エックス線照射側に「TUBE SIDE」等の表示がある.
B：カセッテを開けたところ．増感紙はエックス線照射側とその逆側の両面に貼ってある.
C：暗室または暗箱内でフィルムをカセッテ内に入れる.
D：パノラマエックス線撮影装置のカセッテホルダーにカセッテを取り付ける.

4章 歯科用コーンビームCT

　歯科のエックス線撮影は口内法撮影とパノラマ撮影が基本であるが, 歯と顎骨を三次元的に観察できれば, 診断とその後の治療方針の決定がより確実になることから, コンピュータ支援による断層撮影法が開発され, すでに広く歯科診療で活用されている. これを歯科用コーンビームCT (cone beam computer tomography; CBCT) とよぶ.

1. 基本的な概念

　コーンビームCTは歯とその周囲構造や上下顎骨を観察するのに適しているが, 軟部組織の描出能は低い. 広範囲に及ぶ顎骨の囊胞性病変や腫瘍, 特に軟部組織の変化を観察したいときはCTやMRIを使用する (5章❸, ❹参照). 当初はコーンビームCTの専用機として開発されたが, 現在ではパノラマ装置にその機能を付加した併用機が一般化している (図4-1).

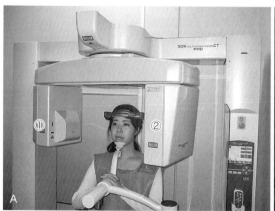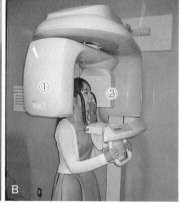

図4-1　**歯科用コーンビームCT専用機 (A) とパノラマ装置併用機 (B)**：エックス線管 (①) と検出器 (②) が撮影部位を中心として1回転もしくは半回転する.

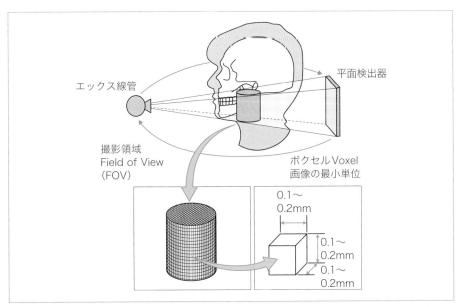

図4-2　歯科用コーンビームCTの概念図：顔面の検査対象部を中心として，エックス線管と平面検出器が回転して，多方向からの投影データを取得する．エックス線束の形状は円錐形または角錐形で，回転するので撮影領域は円柱となる．この領域の画像の最小単位をボクセルといい，歯科領域の検査目的に適応するように，一辺の長さは0.1mmから0.2mm程度である．（日本歯科評論．70巻3号．2010年を基に作成）

　コーンビームCTでは，検査の対象部位を中心として，円錐形または角錐形のエックス線束が検出器と対向しながら，患者の周りを照射しながら回転する（図4-2）．こうして形成される円柱形の**撮影領域**（field of view；FOV）について，透過エックス線の投影データをもとに，領域内の画像最小単位であるボクセルごとに透過エックス線量の相対値をコンピュータが算出する．

　この撮影領域内であれば，この体積内から任意の二次元断面像を作成できる．しかも本装置のボクセルは立方体であることから，いずれの方向においても，ほぼ同一の長さ精度を得られる．通常は撮像範囲内で直交する3断面を作成する．

2.　撮影領域の大きさとその適応疾患

　事前に撮影された口内法やパノラマの画像を確認したうえで，撮影領域の大きさを選択する．一般に口内法エックス線撮影と同程度の小さい範囲であれば，4cmほどの小さな撮影領域を選択し，病変が顎骨の範囲に広がっている場合には大きな撮影領域になるようにする（図4-3）．撮影領域が小さいほど解像度の高い画像となり，患者の被曝線量は少ない．

撮影領域：小
（直径4～5cm）

撮影領域：中
（直径8～12cm）

撮影領域：大
（直径15～20cm）

断面像
軸位断面

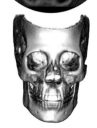

三次元画像

図4-3　撮影領域の設定の違いと適応
小撮影領域；複雑な根管をもつ歯の歯内治療，複雑な歯槽骨吸収や骨欠損をもつ歯の歯周外科，外傷による歯の破折や脱臼，智歯等の埋伏，単独あるいは連続2歯程度のインプラント治療，歯冠程度の大きさの根尖病変，歯根嚢胞やその他の顎嚢胞，良性腫瘍（歯牙腫等），顎関節疾患（左右の関節どちらか一方を観察したい場合）等．
中～大撮影領域；歯性上顎洞炎や抜去した歯根の上顎洞内への迷入，顎関節疾患（左右の関節を同時に観察したい場合），広範囲のインプラント治療，インプラント治療に付随する上顎洞の処置や骨移植，顎骨の骨切り手術を要する顎変形症，外傷による顎骨の骨折等．

3. 撮影の手順

(1) 患者の位置付けと頭部固定 (図4-4)

　撮影時間が長いので患者が安定した姿勢であることが望ましい．立位でも椅子に座った状態（座位）でも撮影は可能であるが，撮影中に患者が動くと，画像として成り立たない（座位で撮影するほうが安定する）．

　そこで，次の手順で患者の位置付けと頭部の固定を確実に行う．
①装置の高さを調節してオトガイレストをオトガイ部に合わせる．
②患者には撮影装置のグリップ（握り棒）をつかんでもらう．
③金属の補綴装置は画像に影響するので，咬合平面が水平になるように頭部を位置付ける．
④顔面正中および犬歯の位置を示すライトビームを調節する．
⑤額，左右の耳あるいは頬部を押さえ板（棒）やベルトで固定する．

(2) 予備撮影（スカウト撮影）(図4-5)

　撮影領域の位置を患者の歯列に合わせるため，正面および側面のエックス線画像を撮影する．撮影された画像上で撮影領域の位置を微調整する．本撮影が終わるまで，患者が動かないよう注意する．

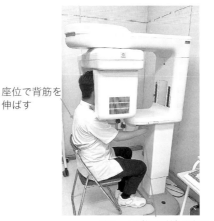

正中ライトビーム

座位で背筋を
伸ばす

額押さえ

頬部押さえ棒

オトガイレスト

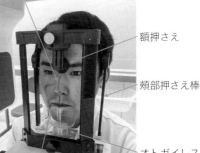

グリップ（握り棒）を握る　犬歯ライトビーム

図4-4　**患者の位置付けと頭部の固定**：患者は立位でも座位でもよい．装置のマニュアルに従って頭部を位置付ける．撮影に10秒以上かかるので，できるだけ楽な姿勢になるよう留意する．

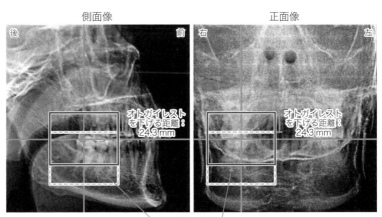

側面像　　　　　　　正面像

後　　　　　　前　　　　右　　　　　　左

オトガイレスト
を下げる距離：
24.3 mm

オトガイレスト
を下げる距離：
24.3 mm

予定撮影領域

図4-5　**予備撮影**：本撮影に先立って，装置のマニュアルに従って行う．正面および側面から撮影したエックス線画像に表示される予定撮影領域（実線）を，観察したい歯の位置（点線）に合わせて装置の指示どおりにオトガイレストを調節すると，目的の歯を含む領域が撮影される．

（3）本撮影時の注意事項

以下の項目について説明を行う．

「撮影を始めますので，終了をお知らせするまで20〜30秒間動かないで下さい」

「撮影中はできるだけ舌を動かしたり唾を飲んだりしないで下さい」

「万が一，回転する装置が頬に触れても，動かないで下さい」

（4）画像の確認と患者の解放

エックス線照射が終わり，撮影装置が完全に停止してから，患者の頭部固定を解除する．撮影されたコーンビームCT画像を確認後に固定を解除することもある．

4. 画像の観察と画像データの応用

　コーンビームCT画像は，専用の画像表示ソフトウエアで観察する．コンピュータ上の画像は，顔面・頭部の基準平面に沿った軸位面(axial)，矢状面(sagittal)，冠状面(coronal)の3種類の断面を表す(図4-6)．断面の位置や角度は自由に操作できるので，目的の解剖学的構造あるいは病変に合わせて調節することができる．

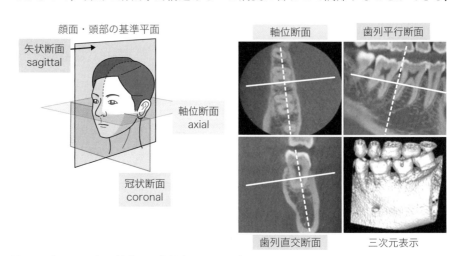

🔗 Link

『解剖学・組織発生学・生理学』p.6

図4-6　**顔面・頭部の基準平面**＊(左)とコーンビームCT画像の表示例(右)：体軸に直交する断面を軸位断面とよぶ．地面に平行な断面であるため，水平断面もしくは横断面とよぶこともある．矢状方向の断面は矢状断面，冠状方向は冠状断面とよぶ．頭部の冠状断面は前頭断面ないし前額断面とよぶことがある．歯・歯列を対象とするときには，矢状断面は歯列平行断面，冠状断面は歯列直交断面と表記したほうがわかりやすい．ここで破線は歯の歯軸方向を示し，これに直行する実線の部分の断面像が示されている．

　コーンビームCTでは，撮影領域内のボリュームデータを材料として，矢状面，冠状面の断面画像，および各種の3D画像が再構成される(再合成される)．3D画像データは，インプラント，矯正治療，および各種外科手術のシミュレーションやナビゲーションに使われたり，3Dプリンターによる顎骨の三次元模型製作に使われる．

　歯列に金属製の補綴装置があると，画像に放射状のアーチファクトが生じる．義歯の金属床や金属バーは，特に大きなアーチファクトを生じるので，検査時に外してもらう(図4-7)．

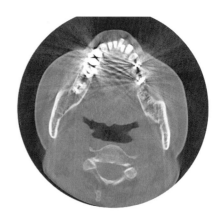

図4-7　**金属によるアーチファクトの例**：金属やエナメル質のようなエックス線吸収の非常に高い物質により，投影方向の信号が検出されないことにより生じる線状の像で，その周辺に重要な解剖構造や病変があると，診断が困難になる．

5. コーンビームCTによる観察例

　コーンビームCTによる画像を示す．口内法エックス線撮影やパノラマエックス線撮影実施後に，コーンビームCT画像によりさらに有益な情報が得られる（図4-8〜11）．

歯列平行断面　　　　　　　　　　　　　　　　　　　軸位断面

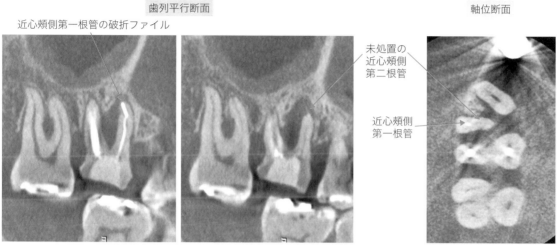

図4-8　**上顎第一大臼歯の根管治療**：近心頰側根は2根管で，第一根管は処置済だが破折したファイルがみられ，第二根管は未処置である．（小FOV直径4cm）

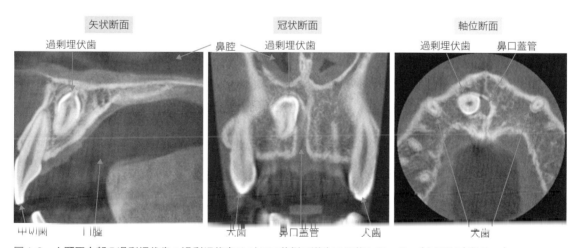

図4-9　**上顎正中部の過剰埋伏歯**：過剰埋伏歯は 1 の口蓋側に逆生で埋伏している．（小FOV直径5cm）

歯列平行断面	歯列直交断面	軸位断面

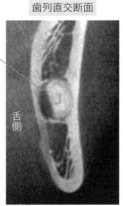
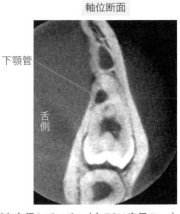

図4-10　**下顎左側の埋伏智歯**：水平に埋伏し，下顎管は歯根と接して，その舌側を走行している．（小FOV直径4cm）

矢状断面	冠状断面	軸位断面

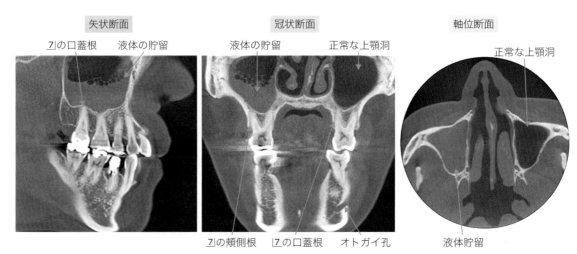

図4-11　**上顎洞炎**：⁊|の口蓋根の根尖病変が上顎洞底に接して，上顎洞内部に軟部組織がみられ，液体の貯留が示唆される．（中FOV直径10cm）

その他の画像検査法

到達目標

❶ 頭部エックス線規格撮影法（セファログラフィ）を説明できる.
❷ 顔面部エックス線撮影法を概説できる
❸ 造影検査・嚥下造影検査を概説できる.
❹ CT, MRI, 超音波検査を概説できる.
❺ 核医学検査を概説できる.

　歯科では歯と歯周組織のみならず，顎顔面部の疾患を対象とし，これにはパノラマエックス線撮影に加えて，顔面部のエックス線撮影が必要になる．頭部エックス線規格撮影は歯科矯正治療に必須である．嚥下造影検査は嚥下機能障害の患者に対して適切な摂食嚥下指導を行うための検査である．CT/MRIや核医学検査は医療で標準的な検査になっているが，歯科口腔外科が対象とする疾患においても必要なことがある．ここではそれらの概略を学ぶ.

1 頭部エックス線撮影

1. 頭部エックス線規格撮影法（セファログラフィ）

　頭部のエックス線撮影法の一種で，古くから矯正歯科や小児歯科で利用されてきた．撮影条件を規格化した撮影法で，**セファログラフィ**ともいう．顔面頭蓋の発育や形態を評価する撮影法で，矯正治療等の治療方針の決定に重要な役割を果たす．
　撮影装置は，病院では一般医療用のエックス線装置が利用されるが，歯科診療所ではパノラマエックス線撮影装置にセファログラフィの装置が付属したものが使用されている．エックス線投影や頭部固定の原則はいずれの場合も同じである．ここでは一般医療用の撮影装置を例にして解説する.
　エックス線投影の原則は次のとおりである．エックス線管の焦点と患者，検出器の位置的関係を一定にし，エックス線束の中心線（主線）は患者の外耳道とする（図5-1）．次に撮影装置に検出器（固体半導体検出器の1つである平面検出器もしくは増感紙フィルム系の場合はカセッテ）を置く（図5-2）.
　撮影にあたって，まず首から頭部にかけて眼鏡や装飾品等の金属類を外してもらう．患者の首と背筋を伸ばし，**セファロスタット（イヤーロッド）**で頭部を固定し，**フランクフルト平面を水平**にする（図5-3）．エックス線照射前には，患者が正しい

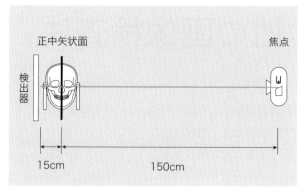

図5-1　頭部エックス線規格撮影におけるエックス線焦点，患者，検出器の位置関係：側面像の撮影であれば，エックス線管の焦点から患者の正中矢状面までを150cm，正中矢状面から検出器までの距離を15cmとする．この場合，正中矢状面は検出器で1.1倍の拡大像となる．装置によっては前者を200cm，後者を20cmとする場合もあるが（図5-3の例），いずれも拡大率は1.1となる．

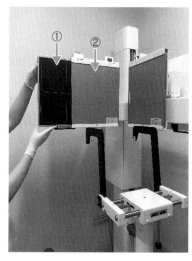

図5-2　撮影装置に検出器（ここでは平面検出器）をセット：検出器（①）の手前にグリッド（②）があり，これは患者からの散乱線を除去する．グリッドを通過したエックス線が検出器に入射する．この図では右手の直角の位置にも検出器を置くことができ，患者を移動せずに直角2方向にあるエックス線装置から，正面像と側面像（右側の検出器）を撮影する．撮影後は平面検出器の場合，撮影データを自動的に無線でコンピュータに送り，画像処理される．

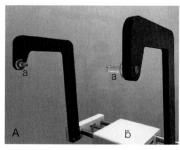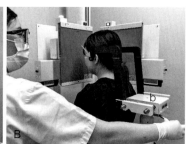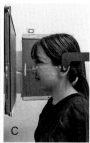

図5-3　患者の位置付け
A：セファロスタットの一例．両端にイヤーロッド（耳杆(じかん)）（a）がある．
B：下方の器具（b）を用いてイヤーロッド（矢印）を両側の外耳道に確実に入れ，頭部が側方に回転しないようにする．
C：眼窩下縁と外耳孔の上縁を結ぶ線（フランクフルト平面，矢頭）を水平にすることで，顔面の上下方向への傾きを修正する．

（指示どおりの）咬合位であるか確認する．パノラマエックス線撮影装置に付属したセファログラフィの装置（図5-4）を用いる場合でも，同様に頭部固定を行う．
　頭部エックス線規格撮影で得られた側面像と正面像（図5-5）をもとにして顔面頭蓋を計測し，主として側面像を用いた分析を行う（図5-6）．

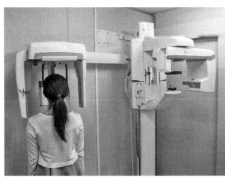
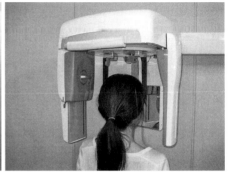

図5-4　パノラマエックス線撮影装置に頭部エックス線規格撮影が付属した装置：歯科診療所では一般的である．エックス線の線源はパノラマ装置と共用である．撮影ではスリットからのエックス線で走査（スキャン）するタイプと，1回照射で撮影するタイプがある．ここでも頭部の固定はセファロスタットで行う．

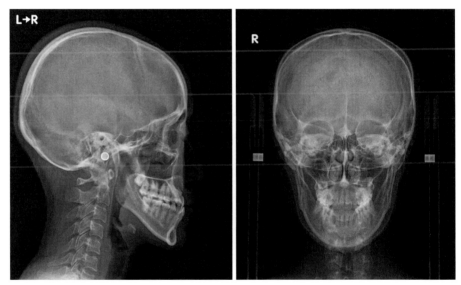

図5-5　頭部エックス線規格撮影で得られた右側面像と正面像：患者は28歳，女性．下顎前突を主訴として来院した．

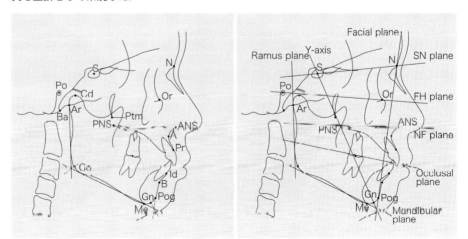

図5-6　頭部エックス線規格撮影による側面像における代表的な基準点と基準線：詳細は本シリーズ『歯科矯正学』を参照．（歯科放射線学，第6版．医歯薬出版．図5-15-5, 6. より）

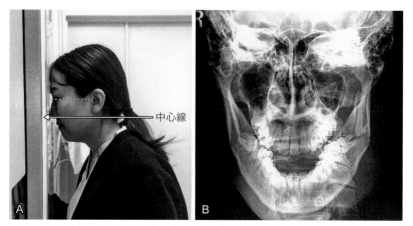

図5-7　**顔面部後前方向撮影**：外眼角と外耳孔を結ぶ線（Orbito Meatal line, OM line）にほぼ平行で，後頭部からエックス線を入射して顔面の正面像を撮影する（A）．閉口位で撮影するが，開口位で撮影すると下顎角〜下顎頭部を観察しやすい．本例では左側下顎角部の埋状智歯と連続した骨折線がみられる（B，矢印）．

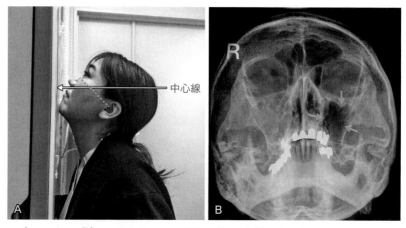

図5-8　**ウォーターズ法**：フランクフルト平面に約45度斜め後上方からエックス線を入射して前顔面を撮影する（A）．上顎洞は正常では左側のようにエックス線透過性（矢印）であるが，右側はエックス線不透過性で液体や軟組織で満たされており，上顎洞炎が示唆される（B）．

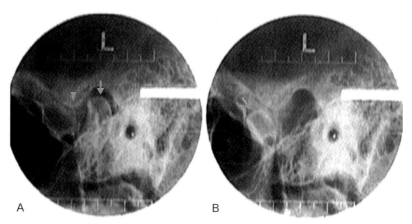

図5-9　**側斜位経頭蓋撮影法（シューラー法）による顎関節の側面像**：閉口位（A）と開口位（B）で撮影する．下顎頭（矢印）の形態に異常はなく，閉口時には下顎窩のほぼ中央に位置しており（A），最大開口すると関節隆起（矢頭）を越えて，前方に移動している（B）．

2. 顔面部エックス線撮影法

歯科口腔外科領域では顔面部の正面像と側面像に加えて，上顎洞を対象とした**Waters〈ウォーターズ〉法**が利用されている（図5-7，8）．総合病院の放射線科では歯科医師または医師の依頼で，**診療放射線技師**（p. vii 参照）により撮影されることが多い．

3. 顎関節エックス線撮影法

顎関節を対象としたエックス線撮影法は従来から眼窩下顎頭方向撮影および**側斜位経頭蓋撮影法（シューラー法）**（図5-9）が利用されてきたが，近年ではパノラマエックス線撮影装置で撮影できる顎関節パノラマ4分割撮影法が一般化している（図3-11，p.55参照）．

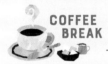

COFFEE BREAK　骨年齢の評価

骨の成長発育の指標として手根骨のエックス線画像が利用されてきた．ここではエックス線画像上での骨の成熟度から身体の成長発育を評価する（図）．手には多くの骨があり，幼弱な軟骨の成熟（骨化）が規則正しく進むので，エックス線画像

の骨化パターンにより骨年齢を評価する．この画像から思春期前（男子13歳，女子11歳頃）の成長のスパートの時期を推測する．この他に，側面セファログラフィの頸椎の骨形態から骨年齢を評価する方法もある．

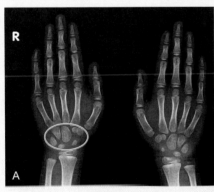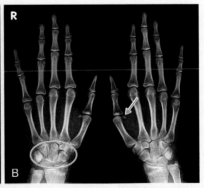

図　手のエックス線画像による骨年齢の評価：Aは8歳の女児，Bは11歳の女児．手根骨は手首の8つの小さな骨（図中の円のなかの骨）で，これらの骨の出現時期をもって骨年齢を評価してきた．また拇指尺側種子骨（矢印）は，身長が最も伸びるのと同時期，あるいはその1年ほど前に出現することから，思春期性の成長スパートを予測する指標となる．拇指尺側種子骨とは拇指の中手骨（第一中手骨）の骨頭の下で尺側（小指の方向）にある小さな骨である．Aでは出現していない．

② 造影検査と嚥下造影

　エックス線撮影では一般に骨構造を対象として撮影し，軟部組織の詳細を観察することはできない．しかし，血管のような中空な臓器の場合，エックス線を強く吸収する液状の物質を注入すれば，その臓器の性状を推測することができる．たとえば唾液腺は通常のエックス線撮影では描出することはできないが，開口部からエックス線に不透過な液体を注入すれば，唾液腺の導管を描出することができ，その性状から唾液腺の病態を把握できる（図5-10）．

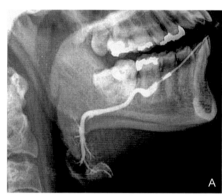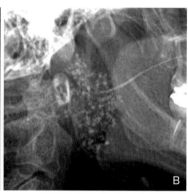

図5-10　**唾液腺造影による画像**：開口部からヨード系造影剤を注入し，ただちに撮影した．
A：顎下腺造影．主導管とそこから分岐する導管を明瞭に観察することができる．
B：耳下腺造影．耳下腺の腺体部に点状の漏洩像がみられ，Sjögren〈シェーグレン〉症候群が示唆される．

　こうした検査を**造影検査**とよび，注入する物質を**造影剤**とよぶ．造影剤には**アレルギー反応**を起こすものがあるので注意が必要である．

　嚥下障害とは食べること，飲み込むことの障害で，原因には種々あるが，脳血管障害や口腔・咽頭・喉頭領域の手術後，加齢に伴う機能減退によっても起こる．問題として，誤嚥により肺炎を繰り返すことがある（**誤嚥性肺炎**）．このため，安全に飲み込める体位や，患者に適した食物の状態を決めることが大切で，**嚥下造影検査**（video fluorography；**VF**）はこの目的のために実施される．

　嚥下造影では，造影剤（ヨード系造影剤またはバリウム）を混ぜた飲食物を口に含み，咀嚼，嚥下を経て食道入口部に到達するまでの過程を，エックス線透視画像の動画として記録する（図5-11）．正常な嚥下では，1秒未満の間に食塊（矢印）が，口腔から咽頭を経て食道に移動する（図5-12）．VF検査では，飲食物が気管に入る誤嚥の他，軟口蓋による鼻咽腔閉鎖がうまくいかずに飲食物が鼻腔に逆流する所見や食道入口部に飲食物が残留する所見がみられる（図5-13）．

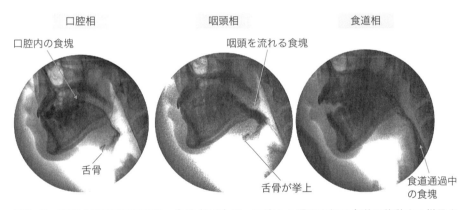

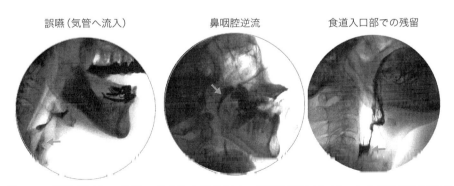

体位や頭部の傾斜を
変えて嚥下する

エックス線透視
装置の検出器

エックス線発生装置

モニタ

検査試料
（模擬食品）

ヨード系造影剤または
バリウム

食べ物
（米飯など）

動画記録装置

飲み物（液体）

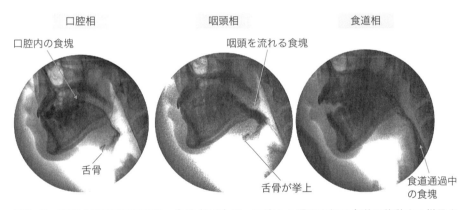

図5-11　**嚥下造影（VF）検査の概要**：VF検査では，患者の日常の摂食嚥下を再現した検査ができる．なお，撮影者が患者の飲食を介助するときには，防護エプロンを着用したうえで，エックス線照射範囲に手指が入らないように注意する．

口腔相

咽頭相

食道相

口腔内の食塊

咽頭を流れる食塊

舌骨

舌骨が挙上

食道通過中
の食塊

図5-12　**正常な嚥下のVF画像**：食塊（矢印）が，口腔から咽頭を経て食道に移動する様子を動画で観察する．

誤嚥（気管へ流入）

鼻咽腔逆流

食道入口部での残留

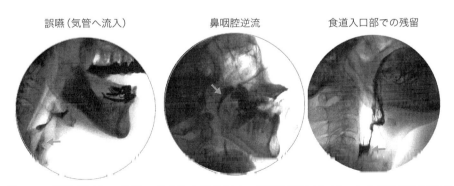

図5-13　**異常嚥下のVF画像**：飲食物の誤嚥（左），鼻咽腔逆流（中央），および食道入口部での残留（右）．

③ コンピュータ断層撮影法（CT）

コンピュータ断層撮影法（computed tomography；CT）はエックス線を用いて人体を薄く輪切りにした画像を得る検査法である（図5-14，15）。CT装置（図5-14）は大きな輪の「ガントリ」，患者が横たわる「テーブル」および操作するコンピュータの「コンソール」から構成されている。CTは体の広い範囲の病変を高い空間分解能（解像度）で三次元的に表現でき，しかも検査時間はMRIに比較して短い。

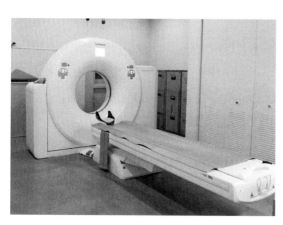
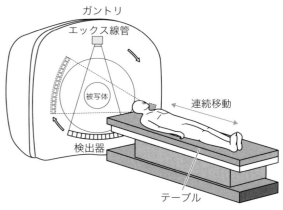

図5-14　**CT装置**：ガントリの内部にはエックス線管と検出器が対向して配置されている。テーブルが連続移動してガントリへ入ると，エックス線管と検出器は，患者を中心に回転しながら，扇状のエックス線束が患者を透過し，検出器に入射する。エックス線管と検出器が1回転するうちに，検出器には入射したエックス線量とその位置が記録される。これを繰り返すことで，人体の断層像が形成される。

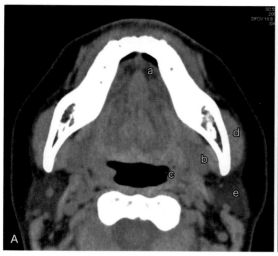
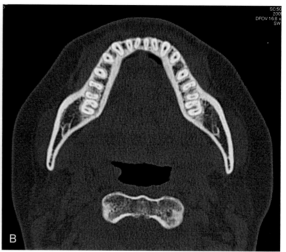

図5-15　**CT画像の例**
A：下顎歯列レベルの軸位断像で，口底（a），顎下腺（b），咽頭の側壁（c），咬筋（d），耳下腺（e）等がみられる。
B：同じ画像で，骨構造をみやすく処理したもので（骨モードという），下顎骨の輪郭や歯根が明瞭にみられる。

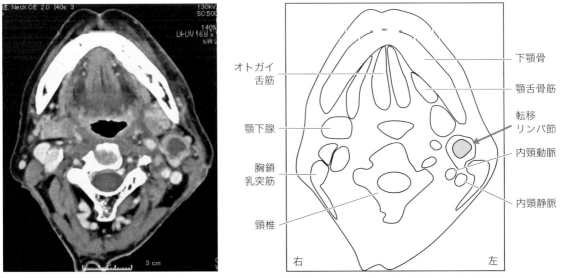

右　左

オトガイ
舌筋

顎下腺

胸鎖
乳突筋

頸椎

下顎骨

顎舌骨筋

転移
リンパ節

内頸動脈

内頸静脈

図5-16　**口腔がんの頸部リンパ節転移の例**：造影剤を静脈注射することで，腫瘍と転移リンパ節を明瞭に描出する．本症例では左側の頸部リンパ節が腫大して（矢印），その辺縁が強く造影され，転移が示唆される．動静脈も造影されるので，その走行が明らかになる．

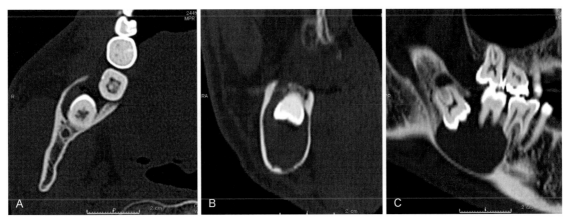

図5-17　⑧|**含歯性嚢胞の例**：連続した軸位断を重ね合わせて，コンピュータ処理して冠状断像や矢状断像を作る．これを多断面再構成像（multiplanar reconstruction；MPR）という．軸位断像（A）とMPR画像の歯列に直交する断面（B），歯列に平行な断面（C）を示す．病変の頭尾方向，内外側方向への進展が軸位断像のみに比較して明らかになる．⑧|の歯冠を含む透過性病変で，頬舌方向と下方にやや膨隆して，その皮質骨を菲薄化している（B）．病変内に|7⑥|の歯根が含まれ，歯根吸収がわずかにみられる（C）．

　CTは口腔顎顔面領域の嚢胞，腫瘍，炎症，外傷等さまざまな病変の診断に利用される（図5-16，17）．患者の被曝線量は検査の内容によって異なるものの，数mSvから10mSvを超えることもあり，特に小児の検査では注意を要する．

4 磁気共鳴撮像法（MRI）

　磁気共鳴撮像法（magnetic resonance imaging；MRI）は，人体の中に最も多く存在する**水素原子の原子核（プロトン）**を画像化する検査法である（図5-18，19）．MRI装置（図5-18）は強力な磁場を生じるガントリに，CTと同様にテーブル上の患者を内部に導入する．MRI装置の磁場の中で，プロトンの磁気軸は磁場に沿って整列する．ここに強力な電磁波を照射し，その後にこれを止めると，エネルギーを放出して信号を発する．この信号を測定することで，体内の任意の部分におけるプロトンの分布密度を測定できる．その分布状態を断層ごとに画像化する．

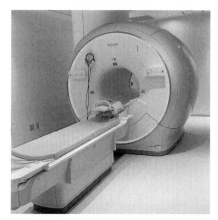
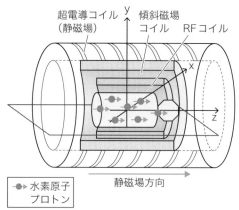

図5-18　MRI装置の外観とガントリの内部：患者を超電導コイルにより形成された静磁場の中に導入する．

下顎骨（M）
舌骨下筋群（a）
顎下腺（b）
咽頭側壁（c）
咬筋（d）
内側翼突筋（e）
耳下腺（f）

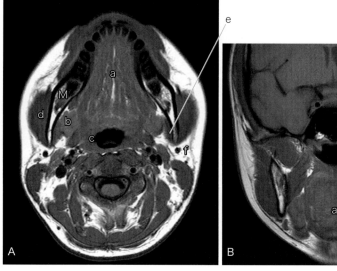

図5-19　MRI画像の例
A：下顎の歯槽骨レベルの軸位断像で，図5-15のCT像と比較すると，軟部組織の判別がより明瞭である．
B：下顎枝付近の冠状断像で，顎骨に付着する咀嚼筋が明瞭である．
MRIでは組織によるプロトンの緩和の違いをコントラストとするが，その際，データを収集するタイミングによって，異なるタイプの画像となる．ここに示した画像はT1強調像という基本的な画像である．

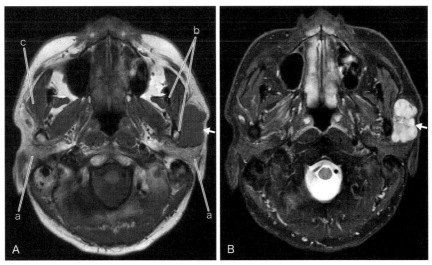

図5-20　**耳下腺腫瘍の例**：耳下腺（a）は大唾液腺のひとつで，前方は下顎骨（b）や咬筋（c）に，後方は外耳道に接する．浅葉と深葉からなり，この例では左側耳下腺の浅葉で前方部に，分葉状の腫瘤がみられ，咬筋に接している．耳下腺内に生じた腫瘍が示唆される．腫瘍（矢印）は，T1強調像（A）で低信号，脂肪抑制T2強調像（B）で高信号を呈し，粘液様基質が豊富な腫瘍（多形腺腫）が疑われる．

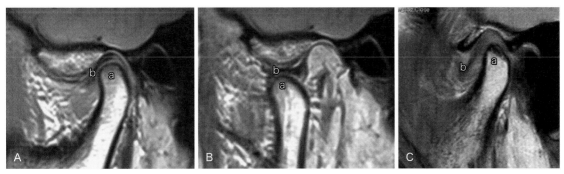

図5-21　**顎関節の正常像と顎関節症で関節円板が前方に転位した例**：顎関節は下顎骨の下顎頭と側頭骨の下顎窩で構成される．正常像において，閉口位（A）では，下顎頭（a）は下顎窩のほぼ中央に位置し，関節円板（b）は低信号域として下顎頭の上方から前方に向かって位置している．また，開口位（B）では，下顎頭の前方への移動に伴って，関節円板は下顎頭の上方に移動している．一方，顎関節症では関節円板の位置の異常や断裂が生じることがあり，Cでは関節円板（b）が前方に移動しているのがわかる．（A，B：東京歯科大学・音成実佳先生ご提供）

　　　MRIは体の任意の方向の撮影が可能で，組織分解能が高く，筋肉，血管，リンパ節，腫瘍内部の状態等の観察ができるので，適応範囲が広がる．CT検査に伴うエックス線被曝がないことも利点である．しかし，CTに比較して検査時間が長く（20〜40分程度），空間分解能が低いことに注意を要する．

　　　MRIは口腔顎顔面領域では腫瘍や囊胞，顎関節症の診断に広く用いられている（図5-20，21）．なお，磁性を帯びる金属を含んだ歯科用金属が口腔内にあると，その周囲の画像が乱れるので診断が困難になることがある（アーチファクト）．また，強力な磁気を用いるため，心臓ペースメーカー，人工内耳を付けている人は禁忌である．脳動脈クリップ等の金属を装着している人は，その材質が強磁性体なのか否か等の安全性を確認する．

⑤ 超音波検査（US）

超音波検査（ultrasonography；US）は，**超音波**を利用して断層面を撮像する検査法である．通常，ヒトの聞き取れる音の範囲は16〜20,000Hzとされ，これ以上の高い周波数を超音波とよぶ．医療で用いられる超音波は3.5〜40MHzであるが，口腔領域では7.5〜13MHz程度である．装置には超音波を発信し受信する**プローブ**が組み込まれている（図5-22, 23）．

リアルタイムで画像が得られること，コンパクトで操作が簡単であることから，診察室で広く利用され，ことに内科領域や婦人科領域等の軟組織の病変の診断に有用である．口腔領域では，唾液腺，頸部リンパ節，咬筋等の診断に用いられる（図5-24〜26）．

＊超音波エラストグラフィ
超音波を用いて簡便に組織の硬さ分布を画像化したもので，頭頸部では頸部リンパ節や咬筋等の硬さの診断に適応されます．

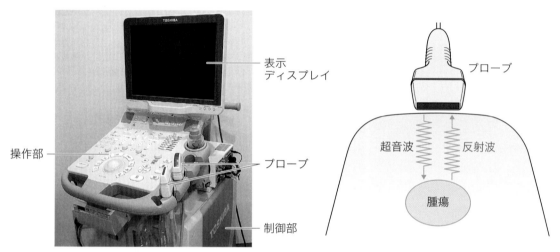

表示
ディスプレイ

操作部

プローブ

制御部

プローブ

超音波　　反射波

腫瘍

図5-22　**超音波断層装置**：プローブを体表面に当てると，プローブから発信された超音波は生体に入り，対象物から反射して返ってくる．プローブに戻ってくる反射波を計測することで，画像が形成される．なお，骨の中や体の深い部分には超音波が到達しないので，その領域は検査対象にはならない．

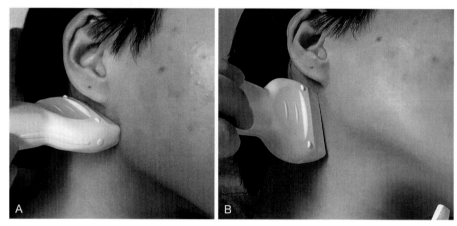

図5-23　**頸部の超音波検査を施行している様子**：頸部の表面に検査用のゼリーを塗り，プローブを当てて，腫瘍やリンパ節等の対象物に向かって超音波を送信し，反射波を受信する．たとえば頸部リンパ節の検査時には，頸動脈を基準として，頸動脈に垂直な横断面（A）と平行な縦断面（B）をスキャンする．

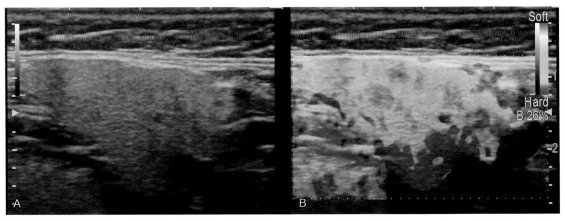

図5-24 **正常顎下腺の超音波横断像**：超音波画像（A）において，正常顎下腺内にはランダムに小輝点群がみられ，内部均一である．エラストグラフィ*（B）は組織の硬さを反映し，硬さにより色分けされている．正常顎下腺は硬くない（主に緑色を呈する）．

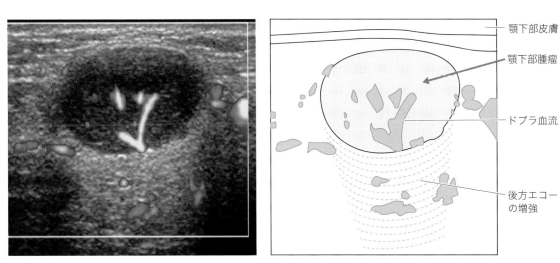

図5-25 **悪性リンパ腫によるリンパ節腫大の例**：顎下部のリンパ節が腫大している．腫瘤の内部への栄養血管がみられ，繊細な樹脂状の血流が散在性に認められる．

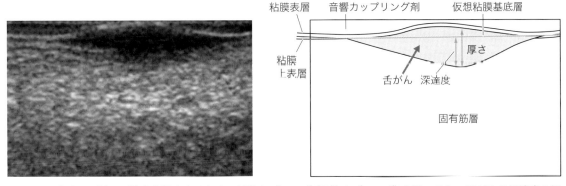

図5-26 **舌がんの例**：口腔内を検査するための特殊なプローブ（口腔内プローブ）を用いると，舌がんの深達度の測定も可能である．腫瘍自体は低エコー領域として描出されている．

核医学検査

＊放射性同位元素と
放射性医薬品
放射線を放出しなが
ら安定な状態に変化
する元素を放射性同
位元素といいます。
放射性医薬品は放射
性同位元素を含む放
射性化合物のことで
す。

放射性同位元素＊を使用して診断や治療を行う領域を**核医学**という。核医学検査
は組織や臓器の生体機能情報を提供する検査である。

1. シンチグラフィ

放射性医薬品＊を患者に投与した後，体内から放出されるガンマ線を検出器で画
像化する検査法をシンチグラフィという。検出器が患者の周りを回転しながら画像
データを記録し，断層画像を得るのをシングルフォトンエミッションCT (single
photon emission computed tomography；SPECT) という (図5-27)。口腔顎顔面
領域では，**骨シンチグラフィ**や**唾液腺シンチグラフィ**が用いられている。

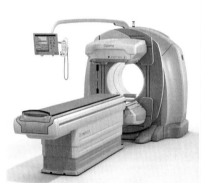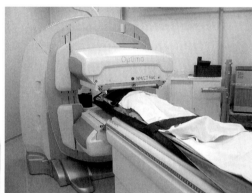

図5-27　SPECT/CT装置の全景 (左) と実際の撮影 (右)：患者の上下にガンマ線を検出する
2台のカメラが対向しており，これが患者を中心として回転することで断面像を作成する。
カメラの奥にはCT装置が付属している (左：GEヘルスケア・ジャパン㈱提供)。

　骨シンチグラフィでは，リン酸化合物に^{99m}Tcを標識した^{99m}Tc-MDP (メチレン
ジホスホン酸テクネチウム) 等を静注し，数時間後にSPECTにて撮像する。この
際，同時にCTを撮影してCT画像をSPECT画像に重ね合わせれば，集積部位の特
定が容易となる (図5-28)。転移性骨腫瘍〔前立腺がん，乳がん，肺がん (図5-29)
等〕，原発性骨腫瘍 (骨肉腫，骨髄腫等)，関節炎，骨髄炎等が適応疾患である。
　唾液腺シンチグラフィでは，^{99m}TcO$_4^-$ (過テクネチウム酸ナトリウム) を静注し，
唾液腺への取り込み動態を約30分間観察し，その後，レモン汁等の酸味剤を口腔
内に投与して，唾液の排泄を観察する (図5-30A，B)。耳下腺や顎下腺に関心領域
(ROI) を設定すれば，時間放射能曲線を作成できる (図5-30C)。Sjögren〈シェー
グレン〉症候群やWarthin〈ワルチン〉腫瘍，オンコサイトーマ等が適応疾患であ
る。

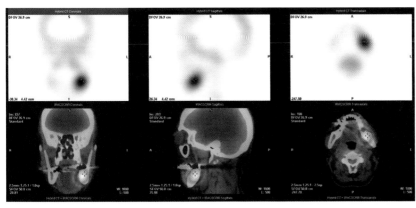

図5-28　骨シンチグラフィ・
　　　　SPECT/CT：左側
　　　　下顎骨骨髄炎の例
上段：SPECT画像．下段：
SPECTとCTの重ね合わせ画
像．
左：冠状断．中：矢状断．
右：軸位断．

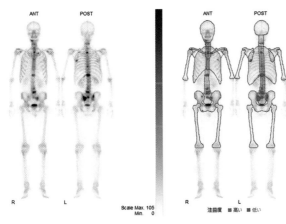

図5-29　骨シンチグラフィ：肺がんの骨転移の例
左の2画像は前面（ANT）・後面（POST）で，右の2
画像は装置に附属した自動診断機能にて椎骨と骨
盤等への転移を示唆している．

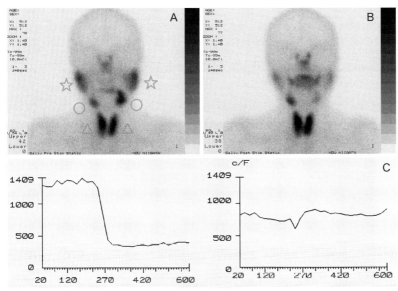

図5-30　唾液腺シンチグラフィ：右側顎下腺唾石症の例
A：投与からの時間経過で撮像した画像．耳下腺（☆），顎下腺（○），甲状腺（△）が描出され，両側の耳下腺と左側
　　の顎下腺で時間とともに取り込みが増加すること，右側の顎下腺の集積が低いことがわかる．
B：唾液の分泌を刺激した後に撮像した画像．両側の耳下腺と左側の顎下腺で急激に集積が低下すること，右側の顎
　　下腺の集積に著変がないことがわかる．
C：時間放射能曲線は時間経過とともに集積量を評価したグラフで，唾液分泌刺激で右側の耳下腺（左）で急激に集積
　　が低下すること，右側の顎下腺（右）で集積に著変がみられないことがわかる．唾液腺機能の低下が示唆される．

2. ポジトロンエミッション断層撮像（PET）

　陽電子を放出する放射性同位元素（ポジトロン放出核種）を投与して，陽電子が電子と結合し消滅して放出された一対の消滅放射線を検出することでPET（positron emission tomography）画像を作成する（図5-31）．がんのPET検査は，4〜6時間絶食の後，^{18}F-FDG（フルオロデオキシグルコース）を静注し撮像する．この検査はブドウ糖代謝などの機能から異常をみつけるので，CTを同時に撮影し，PET画像に重ねることで異常部位を特定する．PETは全身を一度に調べることができるので，がんの検診に利用される．口腔領域では口腔がんの原発部位とともに転移（図5-32）や，上部消化管・肺等への重複がんの検出に有用である．

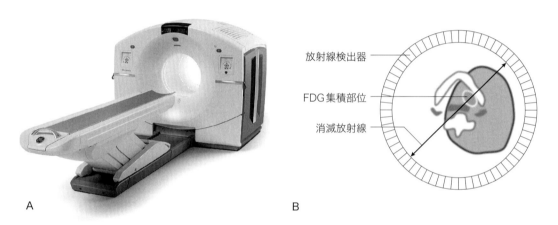

A　　　　　　　　　　　　　　　B

放射線検出器

FDG集積部位

消滅放射線

図5-31　**PET/CT装置の全景（A）と内部（B）**：CT装置が付属している．内部（B）には患者を取り囲むように小さな検出器が円形に多数並べてあり，消滅放射線は相対する2つの検出器で同時に検出される（左：GEヘルスケア・ジャパン㈱提供）．

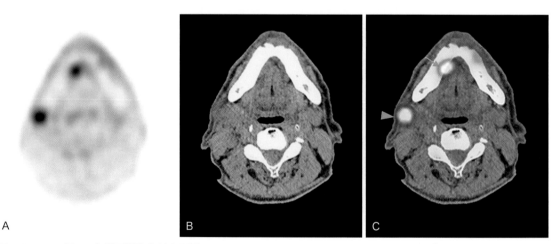

A　　　　　　　　　　　　B　　　　　　　　　　　　C

図5-32　**PET/CT：右側下顎歯肉がんの例**
A：PET画像．B：CT画像．C：PETとCTの重ね合わせ画像．
原発巣（矢印）と上内深頸リンパ節（矢頭）への転移が示されている．

6章 歯科エックス線画像の観察

到達目標

❶ 医療における情報システムと医用画像の管理を概説できる.
❷ デジタル画像の観察とコンピュータ支援検出・診断を概説できる.
❸ 口内法画像とパノラマ画像を概説できる.

　歯科診療所や病院歯科では診療情報は電子化されている．エックス線画像等もデジタル化されて医療情報システムのなかで取り扱われており，画像を観察するためには診療所・病院の情報システム全体を理解することが必要である．加えて，デジタル画像は診療目的に合った画像処理が可能である．歯科衛生士は歯科医療チームの一員として，画像の観察に必要な最小限の知識が求められる．ここではそれらの概略を学ぶ.

1 医療情報システムと画像の管理および観察

　歯科診療所ではすでに電子カルテが導入され，エックス線画像がデジタル化されているため，これらを統合するシステムの導入が進みつつある．ここではまず，診療所・病院等での医療情報システムについて学び，次にその活用とエックス線画像の観察について学ぶ.

1. 病院情報システム（HIS）と医用画像の管理

　電子カルテは医師・歯科医師がコンピュータで診療録を作成・編集・管理し，データベースに記録するシステムのことである．電子カルテシステムの導入にあたり，病院の事務，臨床検査，放射線，薬剤，看護等，多くの部門との連携を図る必要がある．**HIS**（hospital information system）は，電子カルテの他に，検査結果・手術所見・エックス線画像・看護記録等の諸記録，医師・歯科医師の指示内容を電子化したオーダリング，画像診断管理，診療予約管理，医事会計システム等の病院の情報を管理・連携するように設計された統合化システムである（図6-1）.
　歯科の電子カルテでは口腔の状態を図示し，1歯ごとの処置の履歴を管理すると

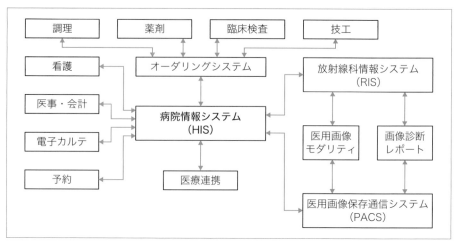

図6-1 病院情報システム（HIS）と各種システムのネットワークの一例

いう特殊性がある．電子カルテの導入により，診療記録や傷病名の記載，歯科疾患管理や情報提供文書，**歯科衛生士業務記録**等の一括管理，エックス線画像の閲覧，さらに会計や予約管理が可能となり，診療の効率化が図られる．

　病院等では放射線科における検査や治療の予約から検査結果までの管理システムが必要で，これが放射線科情報システム（radiology information system；**RIS**）である．電子カルテやオーダリングシステムからオーダー情報を取得し，検査履歴情報から患者数，検査数，照射録等の検査管理ができる．

　一方，単純エックス線画像，CT，MRI等の画像データを保管・管理し，必要に応じて画像の閲覧や通信を行うことのできるデータベースが**PACS**（picture archiving and communication systems，パックス，医用画像保存通信システム）である．このような医用デジタル画像の通信や保存の方法として国際標準規格が定められており，これが**DICOM**（digital imaging and communication in medicine，ダイコム）である．DICOMファイルには画像データと一緒に診療情報（ID，氏名，検査方法，日時等）が含まれる．歯科特有の口内法画像もDICOM規格化がなされている．

　患者IDで画像検査のオーダーが入力されると，オーダー情報を取得しデジタル撮影を実施する．撮影された画像はPACSに保存され，HISに関連づけられる．

2. 個人情報の保護

　デジタルエックス線画像や電子カルテは，患者の**個人情報**が含まれるので，安全に管理し，データの漏洩や破損のないよう措置を講じる必要がある．医師，歯科医師，歯科衛生士等は，患者の情報に対する**守秘義務**があり，違反した場合には罰則が科される．

　「医療情報システムの安全管理に関するガイドライン」に従って，医療情報のセ

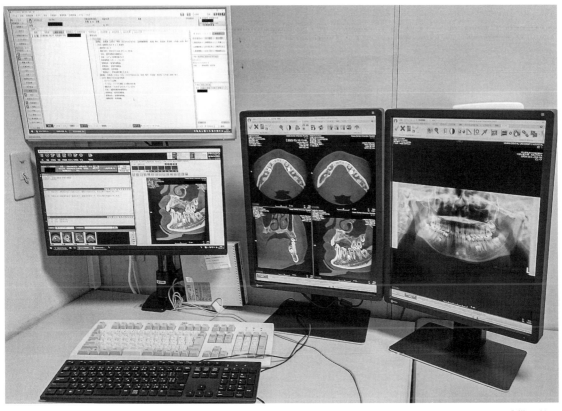

図6-2　**病院におけるエックス線画像の読影環境の例**：放射線科では，多量の画像診断をおこなうための設備が整っている．左上は病院情報システム（HIS）のパソコン端末，右は画像観察専用モニタ2台，左下はレポート作成用パソコン端末である．患者の臨床情報を参照しながら，画像を観察し，レポートを作成する．

キュリティ対策を行う．コンピュータシステムではユーザーIDとパスワードを使ってログインし，権限のない者が不正に情報にアクセスすることを防止する．ウイルスやハッカーによるシステムへの侵入を防止するため，セキュリティソフトウェアをインストールしておく．コンピュータの記憶装置やメディアを廃棄する場合には，内部データを読み出せないように完全消去する．

　医療情報は，診療に使われるだけでなく，臨床研究や医療教育，薬や医療機器の研究開発等にも利用されることがある．施設の**倫理委員会**で，研究目的や方法等に関する審査を受け承認された後，患者本人あるいは保護者の同意を得て（インフォームドコンセント），情報は使用可能となる．個人の臨床データの保護のために，匿名化等の方策を講じる．

3. デジタル画像の観察

　病院の放射線科では特に読影室の環境を整えることが必要である（図6-2）．電子カルテやPACSを活用して画像を観察し診断するが，歯科診療所においても基本的

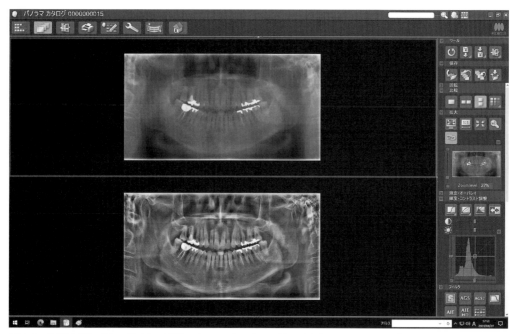

図6-3　**画像処理の例**：デジタル画像であることから，画像の観察のためにさまざまな提示の方法や画像の処理等が提供される．この例では撮影された画像（上）と，処理後の画像（下）を示す．目的とした部位や疾患の特徴をみやすく調整することができる．同様に過去に撮影した画像との比較も可能で，病気の治療経過をみるのに役に立つ．右の柱にツール，保存，回転，比較，測定，輝度・コントラスト調整，ヒストグラム，画像処理のためのフィルター等が提示されている．これらを適宜，選択して観察に適した画像にすることができる（㈱モリタ製作所提供）．

には同様な手順を踏んで行われる．電子カルテで患者の主訴や臨床症状，臨床診断名等の臨床情報を参照しながら画像を表示し，診断レポートを作成していく．口内法画像やパノラマ画像では濃度やコントラストを調整し，また関心領域を拡大したり，過去の画像と比較して観察し，診断する（図6-3）.

　CTや歯科用コーンビームCTは，軸位断，冠状断，矢状断の断面で三次元的に観察したり，任意の断面で再構築を行う，三次元構築を行う等して観察する（図6-4）.

　MRIは多くの種類の画像を比較して観察する．画像展開や比較検討のため，多面モニタを利用すると効率がよい．読影レポートの作成では，キー画像を貼り付けて所見および診断名の入力を行う．入力作業が完了すると，外来診察室でレポートの参照が可能となる．

　歯科診療所では，チェアサイドのモニタで画像を表示し，患者に診断や治療内容を説明する．画像を観察して，電子カルテに画像所見や診断名を記載する（図6-5）.

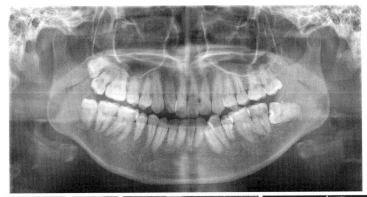

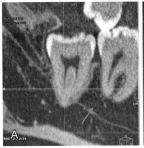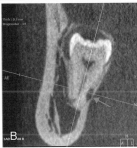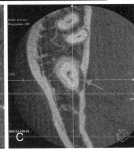

図6-4　歯科用コーンビームCTにおける多断面再構成画像（MPR）による画像の観察：上は32歳，女性のパノラマ画像で，下顎両側に埋伏智歯が確認された．8┃では歯根が下顎管と重積していたため，抜去に際して，歯根と下顎管の位置関係を明らかにする必要があった．下はMPR画像で，A：歯列に平行な断面，B：歯列に直交する断面，C：軸位断面である．下顎管（矢印）は歯根の舌側にあって，歯根と舌側皮質骨に挟まれていることがわかる．

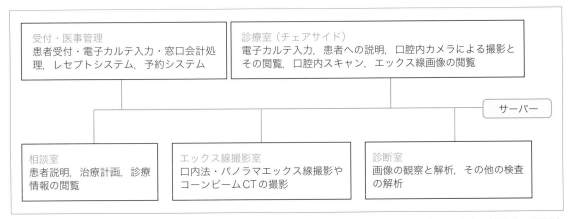

図6-5　**歯科診療所におけるデジタル情報の流れと管理**：受付，診療室（チェアサイド），相談室，撮影室，診断室等，診療所内での医療情報は1つのネットワーク内で共有されるように設計される．これらの情報は個人情報であることから漏洩が起こらないような配慮が必要で，ここで用いるコンピュータは一般に使用するパソコンとは隔離しておかなければならない．エックス線画像を含めて，遠隔者に情報を送付する**遠隔診療**では**匿名化**等の安全を期すことが必要である．

4．コンピュータによる支援検出・診断の進歩

　　最近のコンピュータ技術の進歩に伴い，コンピュータで病変を自動的に検出し，その位置等を提示することで，医師による病変の見落としを減らすこと，さらに病変の性状等の情報を医師に示すことで，医師の診断を支援するシステム，**コンピュ**

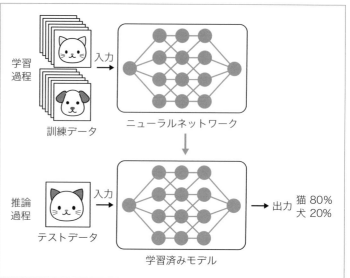

図6-6　**人工知能ディープラーニングの学習過程と推論過程**：学習過程では，大量のデータをニューラルネットワーク*に読み込ませ，シナプスの重みづけを最適に調整したネットワークを「学習済みモデル」として作り上げる．推論過程では，新しいテストデータを「学習済みモデル」に入力し，人工知能を活用した出力（結果）を得る．

＊ニューラルネットワーク

人間の脳内にある神経細胞（ニューロン）とそのつながり，つまり神経回路網を人エニューロンという数式的なモデルで表現したもので，入力層，多層の中間層，出力層で構成されます．これを利用することでディープラーニング技術が発達しました．

ータ支援検出・診断（computer-aided detection/diagnosis；CAD）**システム**が開発され，特に胸部エックス線画像や乳房撮影等では実際に活用されている．

　歯科領域では，パノラマ画像を定量的に解析し，全身疾患を予測する研究が行われている．下顎骨下縁の皮質骨の菲薄化や内層の粗造化は骨粗鬆症のスクリーニングに使われる（**図6-31**参照）．頸動脈の石灰化は動脈硬化症疾患に関連する．したがって，下顎骨下縁皮質骨や頸部石灰化を自動評価することにより，全身疾患の予測を提示できるようになる．また，パノラマ画像において歯を検出し，歯種や歯の状態を自動分類し，個人識別に役立てる研究もおこなわれている．

　最近では，**人工知能**（artificial intelligence；AI）を利用した**CAD**システムの研究がなされている．人間の脳神経細胞のネットワーク構造を模したニューラルネットワークを用いて，人の手を介さずコンピュータみずからが大量のデータを学習して，データ内から特徴を見つけ出す技術，すなわち深層学習（**deep learning**）（図6-6）が開発されて以降，急速に実用化が進んでいる．たとえば，AIはパノラマ画像における埋伏歯や嚢胞を自動で検出可能である．

❷ 画像の観察：歯と周囲組織の病変

1. う蝕

　う蝕では，う蝕原性微生物が食物中の炭水化物から作る乳酸によって歯を脱灰する．このためエックス線画像ではう蝕は透過像として写る．エックス線画像検査は視診では検出しにくい隣接面う蝕の検出が適応となる．図6-7に示すように，着色程度のう蝕の場合，エックス線画像で検出することは困難だが，う窩がある場合にはほぼ検出できる．一方，咬合面小窩裂溝の初期う蝕の検出においては視診・触診よりも劣っているため第一選択にはならない．

　う蝕のエックス線画像を示す（図6-8）．咬翼法撮影は上下顎の臼歯部を対象とすることが多く，永久歯列と混合歯列においても利用され，う蝕の有無とう蝕の深さを診断する．ただし，画像上でのう蝕の深さは実際の深さの過少評価であることにも注意したい（図6-7）．経時的にエックス線撮影をすると，う蝕の進行を観察できる．また，う蝕の予防処置により，う蝕の進行が抑制されることも観察できる（図6-9）．

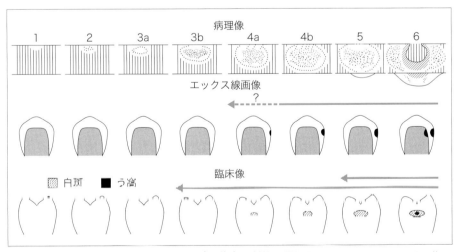

図6-7　隣接面う蝕の組織像とエックス線画像との対比：初期の浅いう蝕はエックス線画像に描出されない．病理像4bのように，エナメル質に限局しているう蝕で，エナメル質幅全体に及んでもエックス線画像ではエナメル幅1/2の透過像として写る．同様に病理像5ではエックス線画像で象牙質内の透過像は写らない．（Darling A. The pathology and prevention of caries. Brit Dent J. 1959；107：287-96）

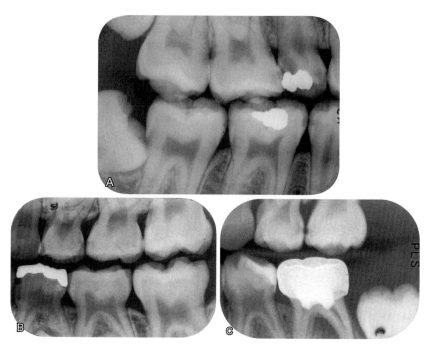

図6-8　咬翼法撮影によるエックス線画像
A：永久歯列. $\overline{5|}$ の遠心面に象牙質に及ぶエックス線透過像, $\overline{6|}$ と $\overline{|7}$ の近心面にエナメル質に限局した透過像, $\overline{6|}$ の遠心面にエナメル象牙境に達する透過像がみられる.
B：混合歯列. $|d$ と $|e$ の隣接面にエナメル象牙境に及ぶエックス線透過像がみられる.
C：乳歯列. $|d$ と $|e$ の隣接面に象牙質に及ぶエックス線透過像がみられ, $\overline{|d}$ 歯冠にみられる不透過像はレジン充填, $\overline{|e}$ は乳歯冠である.

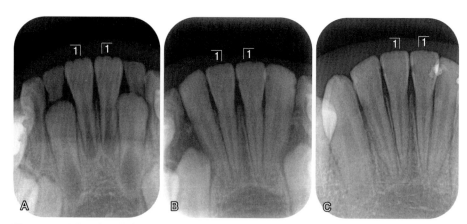

図6-9　下顎中切歯, 隣接面う蝕の例
A：初診時 $\overline{1|1}$ 隣接面にエックス線透過像はない.
B：初診から２年３カ月. $\overline{|1}$ 近心隣接面に象牙質に及ぶエックス線透過像. $\overline{|1}$ の遠心隣接面にエナメル質の表層1/2までのう蝕を疑う.
C：Bから１年５カ月. $\overline{|1}$ 遠心隣接面のエックス線透過像も象牙質まで及んでいる.

2. 根尖部歯周組織の病変

　う蝕が歯髄まで達すると歯髄炎を生じる．歯髄炎はそれ以外に物理的原因(外傷，トゥースウェア，歯の破折・亀裂，歯科治療，歯の切削時の発熱，歯科材料硬化時の発熱，金属修復物の熱伝導)，化学的原因(歯科材料中の化学物質，刺激性消毒薬等)で生じる．しかし，歯髄炎によって歯の硬組織の形態変化はないのでエックス線画像には変化が現れない．

　細菌が歯髄に到達すると生活歯髄は細菌侵入に対して炎症反応を起こして抵抗するが，歯髄が壊死すると生体防御反応がなくなる．そのため，根管内で細菌が増殖し，根管壁象牙質に細菌感染が及び，感染根管となる．さらに感染が根尖孔外に及ぶことによって根尖性歯周炎が引き起こされ，根尖部の歯根膜腔の拡大，根尖部の透過像，その周囲に骨硬化像が生じる．

　根尖性歯周炎は急性根尖性歯周炎と慢性根尖性歯周炎に大別され，急性と慢性は自発痛の有無が重要な鑑別点になる(表6-1)．

　表6-1の病変をエックス線画像のみで鑑別するのは困難で，単純性(漿液性)根尖性歯周炎は急性，慢性で類似したエックス線画像所見になり，化膿性根尖性歯周炎のエックス線画像所見も急性(図6-10)・慢性(図6-11)で類似している．慢性肉芽性根尖性歯周炎(図6-12，13)では①歯根肉芽腫と②歯根嚢胞(図6-14，15)も類似しており，鑑別は困難である．硬化性骨炎は弱い炎症刺激が長期にわたって持続することに由来する．

　画像検査法の第一選択は口内法エックス線検査である．ただし，唇側・頬側ならびに舌側の歯槽骨の状態，根管の側枝や画像コントラストが低い病変に対してはコーンビームCTが有効であることもある．

表6-1　**根尖性歯周疾患の臨床的分類とエックス線画像所見**(文献3を基に作成)

根尖性歯周疾患の臨床的分類	エックス線画像所見
1) 急性根尖性歯周炎 (1) 急性単純性(漿液性)根尖性歯周炎 (2) 急性化膿性根尖性歯周炎(急性歯槽膿瘍) 　　(図6-10) (3) フェニックス膿瘍 (慢性根尖性歯周炎の急性化)	わずかな歯根膜腔の拡大 歯根膜腔拡大，びまん性エックス線透過像 慢性根尖性歯周炎と同じ
2) 慢性根尖性歯周炎 (1) 慢性単純性(漿液性)根尖性歯周炎 (2) 慢性化膿性根尖性歯周炎(慢性歯槽膿瘍) 　　(図6-11) (3) 慢性肉芽性根尖性歯周炎(図6-12，13) 　　①歯根肉芽腫 　　②歯根嚢胞(図6-14，15) (4) 硬化性骨炎	わずかな歯根膜腔の拡大 境界不明瞭・びまん性エックス線透過像 境界明瞭・類円形エックス線透過像 骨硬化帯を伴う境界明瞭・類円形エックス線透過像 境界不明瞭なエックス線不透過像

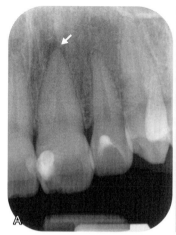
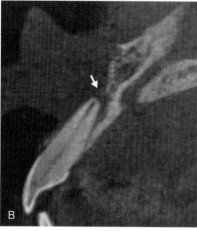

図6-10　急性化膿性根尖性歯周炎：
1 に自発痛があり急性と判断した.
口内法画像（A）では 1 根尖に歯根膜
腔と連続する境界不明瞭（びまん性）
なエックス線透過像（矢印）を認める.
コーンビームCTの矢状断像（B）では
根尖部周囲に透過像があり, 唇側の
骨が消失（矢印）し, 病変が唇側に波
及しているのがわかる.

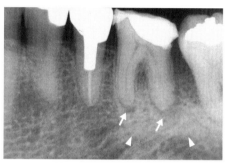

図6-11　慢性化膿性根尖性歯周炎：6 近遠心
根根尖に歯根膜腔と連続する境界不明瞭な
エックス線透過像（矢印）がある. その周囲に
は硬化性骨炎のエックス線不透過帯（矢頭）が
みられる.

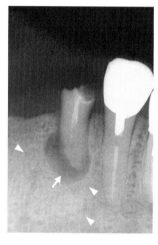

図6-12　慢性肉芽性根尖性歯周
炎：4 根尖に歯根膜腔と連続
した境界明瞭な類円形のエック
ス線透過像（矢印）がある. その
周囲には硬化性骨炎のエックス
線不透過像（矢頭）がみられる.

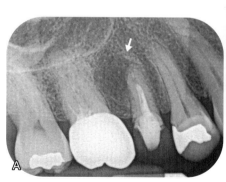
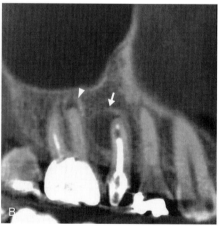

図6-13　慢性肉芽性根尖性歯周炎：口内法画像（A）では 5 の根尖から遠心に及ぶ透過像（矢
印）がわずかにみられる. コーンビームCT画像の歯列平行断（B）では, 5 の根尖から遠心に
及ぶ境界明瞭で骨硬化帯（不透過像）を伴うエックス線透過像（矢印）が認められる. 同様に 6
近心頬側根の根尖の透過像（矢頭）は, コーンビームCT画像では明らかだが口内法画像では
不明である.

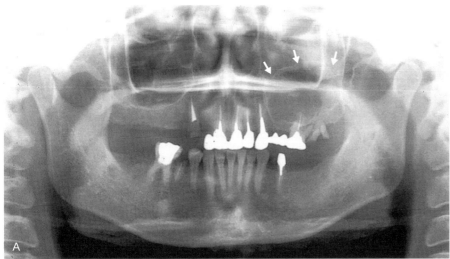

A

※自然孔（口）

上顎洞と鼻腔との間の穴で，鼻の中とつながって，空気の通り道となっています．何らかの理由で粘膜が腫れると，これが塞がります．

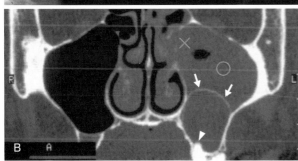

B

図6-14　歯根嚢胞：歯根嚢胞は著しく大きくなることがある．パノラマ画像（A）では，⌐6根尖から上顎洞内に膨隆した骨辺縁を伴う病変（矢印）がある．冠状断CT画像（B）では，骨辺縁が明瞭に描出されている（矢印）．⌐6の口蓋根（矢頭）が病変内にあり，原因歯であることがわかる．なお，この病変とは別に上顎洞内に不透過像（○）がみられ自然孔※は閉鎖（×）して，中鼻道に広がって上顎洞炎を引き起こしている．

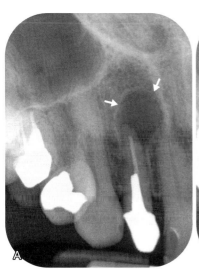

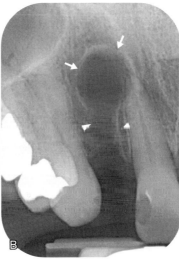

A　　　　　　　　B

図6-15　歯根嚢胞
A：抜歯前の口内法画像．2⌐根尖に歯根膜腔と連続する境界明瞭な類円形のエックス線透過像（矢印）がある．
B：抜歯後1年の口内法画像．連続する境界明瞭な類円形のエックス線透過像（矢印）に変化はなく，歯槽骨の歯槽硬線（矢頭）と連続している．抜歯創（歯槽窩）の骨形成は不全で，類円形のエックス線透過像に変化はなく，残存性嚢胞と判断した．

3. 歯周組織の病変

　歯周病はプラークからの感染による炎症で，歯肉炎と歯周炎に分類される．歯肉炎は炎症が歯肉に限局し，骨や歯根膜に変化を生じない．これに対して歯周炎は，炎症による組織破壊が歯肉から歯根膜や歯槽骨に及んだもので，歯周ポケットの形成，アタッチメントロス，歯槽骨の吸収が生じる．

　歯周炎は，①慢性歯周炎，②侵襲性歯周炎，③遺伝疾患に伴う歯周炎に分類されるが，ここでは，慢性歯周炎のエックス線画像所見について記述する．

　骨吸収の形態は，歯槽頂部とほぼ平行に吸収した水平性吸収と，吸収が特定の部位に限局して進行し，骨が歯軸方向に吸収した垂直性吸収がある（図6-16）．

　骨吸収の程度は歯根長に対する骨吸収された部分の長さの比で表現する（図6-17～19）．

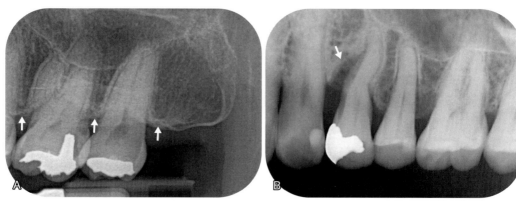

図6-16　慢性歯周炎の骨吸収の形態分類：水平性吸収：歯槽頂部とほぼ平行な骨吸収（A，矢印）と垂直性吸収：歯軸方向へのくさび状の骨吸収（B，矢印）．

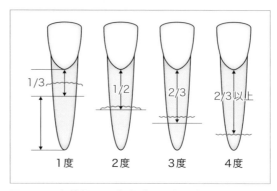

図6-17　歯槽骨の吸収程度．1度：歯根長の1/3まで．2度：歯根長の1/3〜1/2．3度：歯根長の1/2〜2/3．4度：歯根長の2/3以上．（加藤　熙編著．新版 最新歯周病学．医歯薬出版，2013，89）

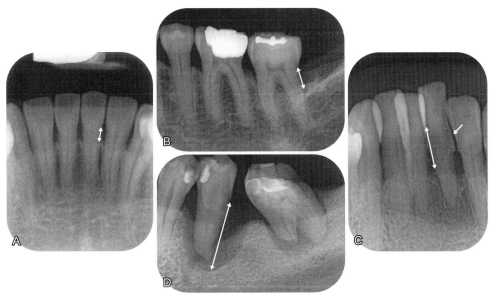

図6-18　歯槽骨吸収程度の口内法画像
A：1度．歯根長の1/3まで（両矢印）．B：2度，歯根長の1/3〜1/2（両矢印）．
C：3度．歯根長の1/2〜2/3（両矢印），根面に歯石沈着（矢印）がある．
D：4度．歯根長の2/3以上（両矢印），根尖を超えて骨吸収があり，歯内-歯周病変である．

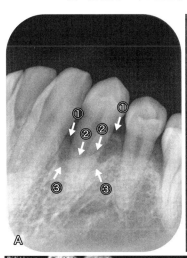

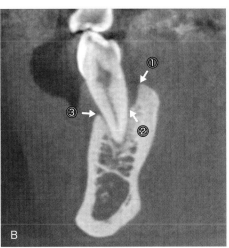

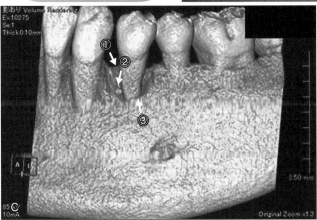

図6-19　骨吸収の立体的把握：口内法画像（A）
では歯槽頂が水平に3本みえる（矢印①〜③）た
め歯根周囲のクレーター状の骨吸収を疑うが，
頰舌側どちらが吸収しているのかは判断できな
い．コーンビームCTの歯列直交断像（B）では頰
側の骨吸収が大きく（③），舌側はくさび状吸収
の底面で歯に接している②と，歯から離れて吸
収が進んでいない①との関係がわかる．コーン
ビームCTから作製した三次元画像（C）では，
①，②，③の骨縁の位置関係がよくわかる．

4. 歯の異常（図6-20〜24）

　歯にはさまざまな異常が生じる．歯の先天的な欠如や過剰歯，歯の形や大きさの異常，エナメル質や象牙質の形成異常，歯の萌出時期の異常等である．これらは視診に加えて，口内法エックス線撮影，パノラマエックス線撮影にて検出されるが，その詳細を観察する必要があれば，コーンビームCTを利用することもある．

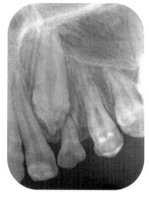

図6-20　**エナメル質形成不全**：埋伏している|3の歯冠に外形の凹凸不整があり，エナメル質の厚さが不均一である．

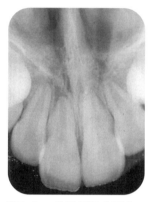

図6-21　**象牙質形成不全**：歯髄腔が大きく，歯髄腔内に多数の顆粒状不透過像を認める．

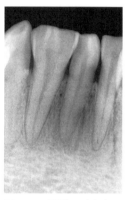

図6-22　2|1|の融合歯：2歯は歯髄腔を共有している．

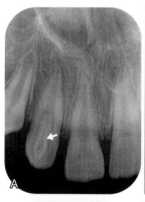

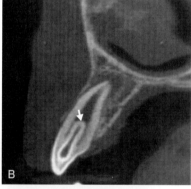

図6-23　**歯内歯**：口内法画像（A）では，2|に不透過像で囲まれた涙滴状の構造が歯髄腔に重複している（矢印）．コーンビームCT画像の唇舌断像（B）では，歯髄腔内に歯質が嵌入している（矢印）のがわかる．根尖部に透過性病変がみられる．

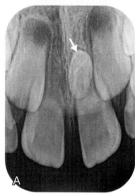

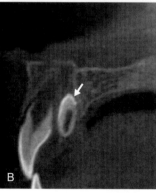

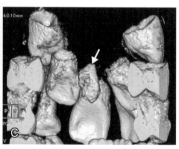

図6-24　**上顎正中部過剰埋伏歯**：口内法画像（A）では，|1歯根に重複し歯冠を上方に向けた過剰埋伏歯（矢印）がみられる．コーンビームCT画像の唇舌断像（B）では，過剰埋伏歯（矢印）は|1の口蓋側に位置し，|1との距離もよくわかる．コーンビームCT画像データから作製した三次元画像（C）は埋伏歯（矢印）の位置関係を把握するのに役立つ．

5. その他の異常等（図6-25〜28）

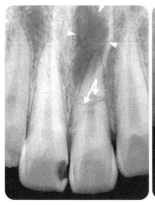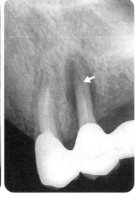

図6-25　歯の破折
A：横破折, 破折線がエックス線透過像として二重にみえる（矢印）. 破折の原因は外傷. 切歯管が拡大した鼻口蓋管嚢胞（矢頭）が偶然に検出された.
B：縦破折（矢印）, 歯軸方向の透過像. 縦破折は失活歯に発生することが多い.

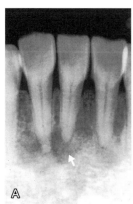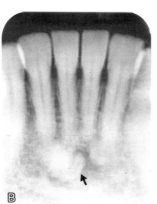

図6-26　根尖性セメント質骨性異形成症：生活歯の根尖に生じ, 初期（A）は透過像（矢印）である. 中期から後期（B）になると内部に不透過像が形成される（矢印）.

口内法エックス線撮影は病変の詳細を観察するのに適しているので, パノラマエックス線撮影を補完する目的で利用されることがある. 歯の破折（図6-25）は過度な咬合によって生じる場合や外傷による場合があるが, パノラマエックス線撮影では描出できない破折線が口内法エックス線撮影では描出される. 根尖部に生じる病変（図6-26）は, 多発する場合にはパノラマエックス線撮影が有効であるが, 口内法エックス線撮影は経時的変化を明確に示すことができる.

インプラントの画像検査は治療開始前にはパノラマエックス線撮影とコーンビームCTが利用されるが, インプラント体埋入後の経過観察には口内法エックス線撮影が利用される（図6-27）. 歯科矯正治療ではパノラマエックス線撮影に加えて, 頭部エックス線規格撮影が使用される. また矯正治療器具を装着した場合にはその目的を満たす撮影法が利用され, 上顎の急速拡大装置による変化を確認するには上顎の咬合法撮影が利用される（図6-28）

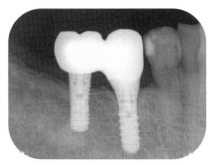

図6-27　インプラントの口内法画像：インプラント周囲炎の検査に用いる. 平行法で, インプラントのネジが明瞭に描出されている.

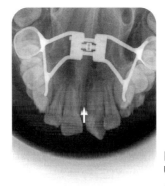

図6-28　上顎急速拡大中の咬合法画像：急速拡大装置によって正中口蓋縫合が開大している（矢印）.

③ 画像の観察：顎骨の病変

顎骨にはさまざまな病変が出現する．歯と歯周組織の疾患に続発して生じる病変，顎骨内に生じる嚢胞や良性腫瘍とその類似疾患，さらに外傷に伴う顎骨の骨折や悪性腫瘍による顎骨の浸潤もみられる．

これらの疾患は，パノラマ画像で診断されることが多いが，必要に応じてその他の画像検査法を加えることで，より適切な診断と合理的な治療法の選択につながる．口内法エックス線撮影は病変の歯への影響を詳細にみるのに適している．顔面部エックス線撮影の正面像は病変を異なる角度からの観察を可能にし，新たな診断情報となる．CTやMRIは病変を三次元的に把握し，しかも病変の内部情報を得ることができる．

なお，一般に全身の各部位を対象とする画像診断においては，さまざまな臨床所見から適切な画像診断法を選択できるような診療ガイドラインが提供されている．

ここでは，パノラマ画像の観察を学び，そのうえで病変の特徴を把握することとした（図6-29〜33）．

＊診療ガイドライン
患者が病院を受診すると診断のために検査を行い，診断が下ると治療に進みます．ここで，検査法や治療法に複数の選択肢がある場合，最適と考えられる推奨を提示する文書を「診療ガイドライン」といいます（『歯科予防処置論・歯科保健指導論』p.116参照）．

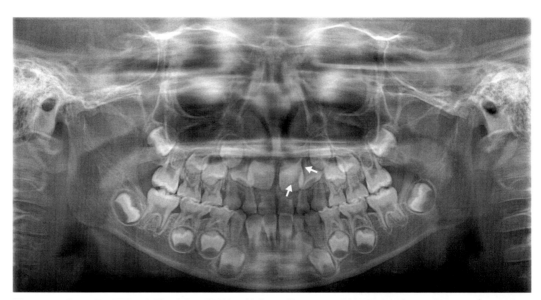

図6-29　6歳8カ月，男児．上顎正中部の過剰歯の抜去を目的として口内法写真を持参して来院した．⌊1の歯胚に重積する不透過物（矢印）がみられるが，持参した口内法写真で確認した正中過剰歯はパノラマ画像では不明瞭である．
一般にパノラマ画像は正中部付近の描出能に劣るので，この部の詳細は咬合法撮影を追加するとよい．ここでは埋伏歯と周囲の永久歯胚との関係を把握するために歯科用コーンビームCTを施行した結果，⌊1の口蓋側に逆生で埋伏していることが判明した．
この例は混合歯列であり，第一大臼歯は上下顎ともに萌出し，下顎切歯では⌊2以外は萌出し，⌊2は⌊bの歯根を吸収して萌出中であることがわかる．その他，永久歯に欠損はなく，歯の発育は正常範囲内である．パノラマ画像は乳歯と永久歯の関係や，永久歯の欠損を確認するために有用である．

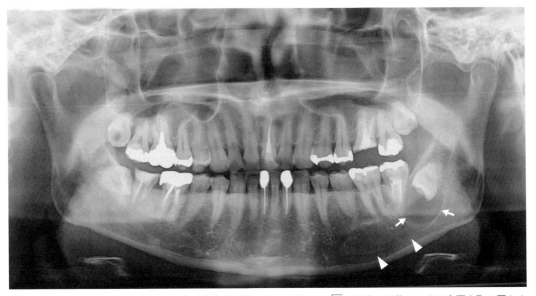

図6-30 37歳，男性．下顎左側臼歯部の膨隆を主訴として来院した．$\overline{8|}$が逆生に埋伏し，その歯冠を取り囲むように境界明瞭な透過像がみられる（矢印）．含歯性囊胞を疑う．病変は下顎管（矢頭）に重積しており，病変と埋伏智歯は下顎管と近接していることが示唆される．その関係を明確にするためには歯科用コーンビームCTが必要に応じて追加される．なお，対側の$\overline{|8}$は水平に埋伏し，歯根は下顎管に接している．
この例では上顎にも智歯がみられ，その歯根は上顎洞底に接している．抜去に際しては智歯と下顎管や上顎洞底の解剖学的な位置関係を事前に把握しておくことが求められる．

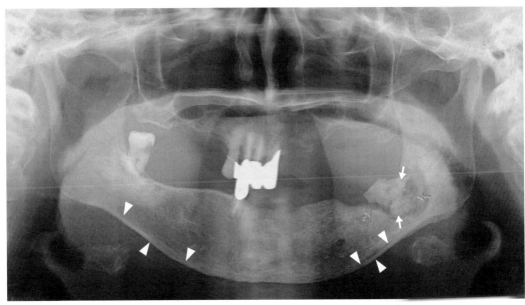

図6-31 74歳，女性．下顎左側臼歯部の疼痛を主訴として来院した．骨粗鬆症の治療を行っているという．下顎左側臼歯部に不規則な形態を示す不透過物がみられ（白矢印），その周囲に透過帯（色矢印）を伴っていることから，腐骨の形成とその分離が示唆される．さらに周囲に骨硬化像がみられる．これらは下顎骨骨髄炎の所見であり，臨床経過から薬剤関連顎骨壊死を疑う．
なお，本例では病変の対側，右側の下顎体部では骨梁構造が疎で不明瞭である．下顎骨の下縁の皮質骨の厚さは両側ともに薄く（矢頭），線状の吸収と一部に皮質骨の断裂がみられる．これらは骨粗鬆症患者の顎骨に特徴的な所見であり，腰椎・大腿骨の骨密度と相関関係があるとされる．

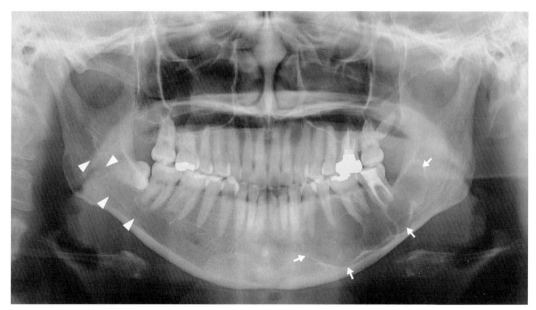

図6-32　43歳，女性．下顎左側臼歯部の膨隆を主訴として来院した．下顎左側小臼歯部から下顎枝部にかけて，多胞性の境界明瞭な透過像がみられる（矢印）．病変に臼歯の歯根を含むが，歯根吸収はみられない．病変の下方は皮質骨に接して，やや波打つような所見がある．これらから歯原性角化嚢胞を疑う．エナメル上皮腫との鑑別は困難なことがあるが，ここでは歯根吸収がないことから歯原性角化嚢胞を第一候補とした．

下顎管の走行は対側の右側をみると明らかであるが（矢頭），左側では病変と下顎管は重積して不明瞭である．この病変の内部性状と頬舌的な膨隆，下顎管等の周囲構造と病変との位置関係を把握するためにはCTを施行する．内部性状の把握にはMRIが有用である．

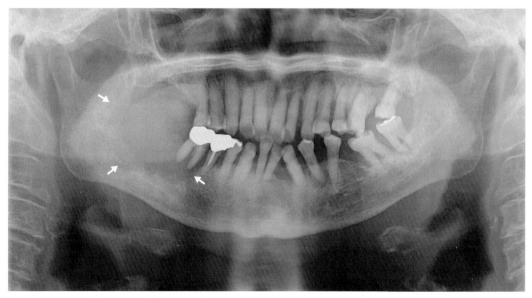

図6-33　93歳，女性．下顎右側臼歯部の腫脹を主訴として来院した．下顎右側臼歯部から下方は下顎管に接し，後方は下顎枝の前縁に及ぶ広範囲な透過性病変がみられ，その境界は不明瞭である（矢印）． 6| の歯根周囲の歯槽骨はすべて吸収されている．病変の浸潤による骨破壊を伴う歯肉がんを疑う．病変により下顎管の上壁が消失しているので，下顎管に浸潤していると思われる．

次に行うCT検査では病変の広がりを確認し，経静脈性の造影検査にて病変本体の広がりとともに，顎下部や上頸部の所属リンパ節への転移の有無と大きさを確認する．これらの画像所見と臨床所見により，本例のTNM分類とステージ分類を決める．なお，本例は上顎・下顎ともに歯根長1/2ないしそれ以上の歯槽骨吸収がみられ，重度な辺縁性歯周炎であることがわかる．

がんの放射線治療と口腔健康管理

到達目標

❶ 放射線治療の概要を説明できる.

❷ 口腔がんの放射線治療の概要を説明できる.

❸ 口腔がんの放射線治療患者の口腔健康管理を説明できる.

🔗 Link

『口腔外科学・
歯科麻酔学』
I編7章❷

　がんは日本での死因の一位であり，超高齢社会を迎えてその罹患数は増加傾向にある．**口腔がん***は舌，歯肉，頬粘膜，硬口蓋，口底，口唇等，口の中に生じるがんの総称である．咽頭や喉頭に生じるがんと合わせると**頭頸部がん**とよばれる．頭頸部がんは全がんの5%であり，口腔がんは2%を占める．病理組織診断では，**扁平上皮癌**がほとんどである．口腔がん治療には**放射線治療**が適用されることがあり，それに伴って口腔にさまざまな**有害事象(副作用)**が生じるため，口腔健康管理が必要となる．歯科衛生士はこれに直接，関わることになるので，放射線治療の概要と口腔健康管理の実際を理解することが不可欠である．

1 　がんの放射線治療

　口腔がんの診断は，病理学的な診断を得たうえで，進展の度合いを評価するため，造影CT検査，造影MRI検査，PET/CT検査，超音波検査等を用いて決定する．舌がんの症例を図7-1に示す．

　がんの治療は，**外科治療，放射線治療，薬物治療**の3つの治療法が標準的である．口腔がんに関しては，確実に制御できる抗悪性腫瘍薬は存在しないため，外科的に切除するか，放射線治療を行う．薬物治療は，外科および放射線治療の補助療法として使用する場合や，他に有効な治療手段がない場合に限られる．

1．口腔がんの放射線治療の実際

　放射線治療は，口腔がんを含む頭頸部がんをはじめ，乳がん，肺がん，前立腺がん，子宮頸がん，食道がん，脳腫瘍等に用いられており，**侵襲性が低く機能を温存**

＊TNM分類

がんの病期を表す方法で，がんの発生部位ごとに国際的な基準が定められています．Tは腫瘍の大きさ，Nは所属リンパ節への転移，Mは遠隔臓器への転移を示し，図7-1のT1N0M0は腫瘍の大きさが最大径2cm未満・深さ5mm未満，所属リンパ節への転移と遠隔転移がないことを表します．

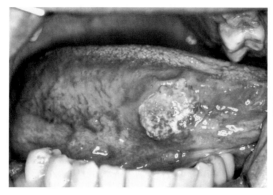

図7-1　舌がん：47歳，男性，舌の違和感を主訴として来院した．右舌縁に，硬結を伴う腫瘤の所見から舌がんを疑い，病理組織検査を行ったところ，扁平上皮癌であった．大きさは長径1.7cmで，触診と画像診断からリンパ節転移はなく，T1N0M0＊の舌がんと診断された．

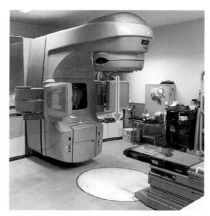

図7-2　リニアック放射線治療装置：患者はベッドに仰臥位になり治療を受ける．ヘッドから電子線あるいはエックス線が矢印の方向に照射される．

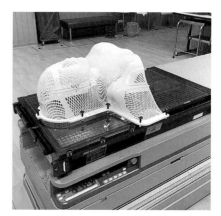

図7-3　口腔がんの外照射法に用いるシェル：熱可塑性の樹脂でできており，患者ごとに作成する．これにより，装置での頭部の位置が定まり，同じ部位への繰り返しの照射を可能にする．

しながら良好な予後が得られる．欧米では，がん患者の6割ほどが放射線治療を選択しているが，日本では25％にとどまるとされており，今後の適用の拡大が期待されている．

　治療に用いられる放射線には，**直線加速器（リニアック，図7-2）**から得られるエックス線あるいは電子線や，サイクロトロンから得られる陽子線や重粒子線，放射性同位体から得られるガンマ線やアルファ線，ベータ線等があり，それぞれの放射線の物理学的な性質をいかしたさまざまな治療法が考案されている．そのなかでも，最も広く用いられているのは，リニアックによるエックス線の**外照射法**である．

　頭頸部がんでは，患者は頭部をシェル（図7-3）で装置に固定され，4MVのエックス線を用いて1日1回，線量2Gyの照射を行い，総線量66Gy程度を処方する．最近では，**強度変調放射線治療**（intensity modulated radiation therapy；**IMRT**）が普及しつつあり，病変部には66Gyを与える一方で，近接する放射線感受性の高

い臓器すなわち唾液腺や口腔粘膜，下顎骨等で線量を抑えるような照射も可能となってきている．

口腔がんでは，外照射法を用いるが，より根治性の高い**組織内照射法（小線源治療法）**も行われている．本法では，イリジウム（Ir-192）や放射性金粒子（Au-198）といった放射性同位体を直接，病変部に刺入して，そこから放出されるガンマ線を用いる（図7-4）．歯肉や硬口蓋のような小線源の刺入が難しい場所には，治療用装置（モールド，図7-5）を用いて患部に放射線をあてがう．この場合には，その高い

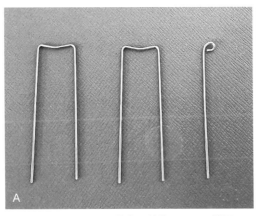
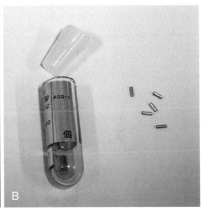

図7-4　**口腔がんの組織内照射法に用いる線源**
A：イリジウム針で，舌がんの治療に用いる．
B：放射性金粒子で，舌がん，歯肉がん，頬粘膜がん等の治療に用いられる．

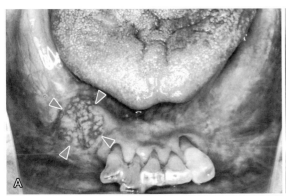
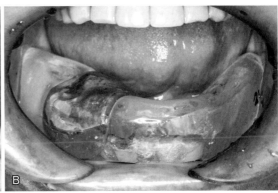
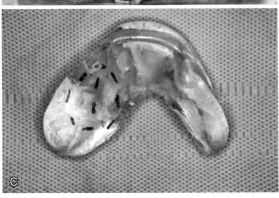

図7-5　**口腔がんの組織内照射法における"モールド"を使用する例**：患者は69歳，女性で，右下顎歯肉の病変（扁平上皮癌）を指摘され来院した．同部には，表面が粗造な病変（矢頭で囲まれた部分）が認められたが（A），放射性金粒子を直接埋め込むことは難しいと判断され，モールド治療を行った（B，C）．モールドには，粘膜曲に放射線金粒子を埋入お場所を設定し（図Cのマーキング部），患者には図Bのように5日間（120時間），モールドを装着してもらうことで患部への処方線量の投与が可能となる（東京医科歯科大学病院顎顔面補綴外来ご提供）．

線量集中性から治療効果が高まることが期待できるが，患部の粘膜炎も強く出現するため，適切な口腔健康管理が求められる．

　放射線治療は，その侵襲性の少なさと患部の組織・機能温存が図れることから高い**生活の質**（quality of life；QOL）を保つことが可能である．一般的には，がんの再発率を10％以下に抑えて，周囲正常組織の障害発生率を5％以下にできるような線量を処方することを目指している．

　放射線治療中から，照射野内の皮膚には脱毛や強い日焼けのような**皮膚炎**を生じ，粘膜には火傷様の**粘膜炎**が出現することが多い．また，これに伴って味覚障害，咽頭痛や嚥下時痛，唾液の分泌能の低下を生じて，**摂食障害**に至ることもある．こうした有害事象（副作用）は，治療の継続や完遂を困難にすることもあり，これを予防するため，後述のような放射線治療に寄り添った口腔健康管理が重要になってくる．

　場合によっては，放射線治療後しばらく経ってから，軟組織の**潰瘍**，**顎骨骨髄炎**や**顎骨壊死**，**唾液の分泌障害**といった有害事象が起こることもあり，こうした障害に対する歯科的な対応が求められる．また，舌がんの組織内照射においては，後に起こるかもしれない下顎骨骨髄炎の発生を予防するために，あらかじめスペーサを作成して治療中の舌を下顎骨から離すような工夫をする．

　一方，放射線治療は，がんを制御するために施行されるが，放射線自体に発がん性があるため，治療者の1〜2％に**放射線誘発がん**が認められることがある．このことは，放射線治療終了後も定期的な経過観察が欠かせないことを意味している．

2　放射線治療患者の口腔健康管理

　口腔がんを含む頭頸部がんに対して，治療法として外科治療，薬物治療，放射線治療が主に行われる．いずれの治療においても，口腔健康管理を適切に行うことが，治療の完遂と治療中・治療後のQOLの向上にとって必須である．ここでは放射線治療に伴う有害事象と，その対応について述べる．

1. 口腔に生じる代表的な有害事象

　放射線治療ではがんを標的にするが，周囲の健康な組織・臓器にも照射される．**口腔粘膜**は再生を繰り返す細胞からなるが，放射線によって再生能力が低下して，粘膜の菲薄化や欠損を生じる．これに細菌が感染するとさらに悪化し潰瘍が形成され，局所感染症から全身感染症に移行することがある（図7-6）．

　口腔粘膜炎は，治療中のQOLを低下させるだけでなく，治療意欲の低下や治療の一時中断・中止から治療成績も低下させることがある（図7-7）．適切な口腔健康管理により口腔粘膜炎の発症リスクの軽減，悪化の予防，病悩期間の短縮が可能で

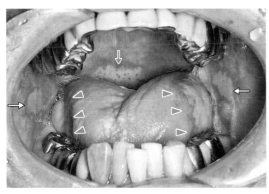

図7-6　**放射線性口腔粘膜炎**：右中咽頭がん（T3N1）に，70Gyの外照射法が行われた．両側の舌縁（色矢頭）および頬粘膜（白矢印）から軟口蓋（色矢印）にかけて偽膜を伴う粘膜炎が認められる．グレード分類（表7-1参照）に沿って重症度を評価し対応する．本例はグレード3に相当し，広範な紅斑を伴う潰瘍が認められ，高度の疼痛により経口摂取に支障があり，医療用麻薬の使用と食事の変更に加え，歯科衛生士による綿密な口腔衛生管理が行われた．

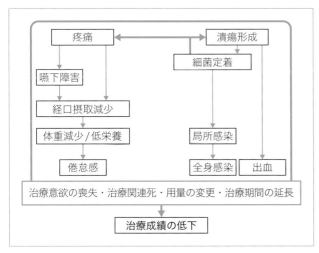

図7-7　**口腔粘膜炎が及ぼす影響**：口腔粘膜炎に細菌が定着すると，悪化して疼痛を伴う潰瘍が形成され，さらに悪化すると，出血，全身感染症，低栄養を起こす．このような状態は，治療の中止による治療線量の不足，治療の一時中断による治療期間の延長を招くことがある．治療線量の不足や治療期間の延長は放射線治療の治療成績を低下させる．

ある．

　また**唾液腺**（大唾液腺や小唾液腺）に照射されると腺細胞が損傷され，唾液の生成能が低下し，**口腔乾燥**が生じる（図7-8）．口腔粘膜炎や口腔乾燥は照射線量の増加とともに強くなり，治療が終了すれば次第に回復するが，唾液腺の損傷は大線量が照射されると回復しないことがある．唾液腺の損傷は口腔乾燥の自覚症状だけでなく，多発性う蝕（図7-9）や歯周病の増悪，口腔カンジダ症等，さまざまな問題を引き起こす．う蝕や歯周病による顎骨の感染は**顎骨壊死**（図7-10）の原因となる．

　これらの有害事象の発生とその所見は放射線治療の方法，薬物治療の併用，患者の生活習慣や口腔衛生状態によって修飾される．有害事象による症状の軽減を図ることは歯科医療者の務めであり，歯科衛生士には適切な口腔健康管理が求められる．なお，日本歯科衛生士会の作成した「歯科衛生士連絡書（病院→診療所）」も活用されたい（付表，p.114参照）．

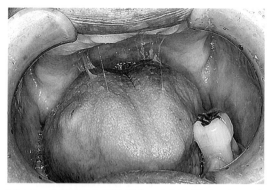

図7-8　放射線性口腔乾燥症：右下咽頭がん（T2N1）に対して，外照射にて70Gy照射した．治療終了6カ月後の口腔内で，唾液腺の回復が不十分なため口腔は乾燥し，唾液は粘性が高い状態である．

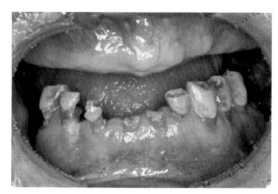

図7-9　放射線性う蝕：右下唇がん（T1N3）に対して，手術後に外照射にて60Gy照射した．治療終了1年後の口腔内で，多数のう蝕歯が認められる．

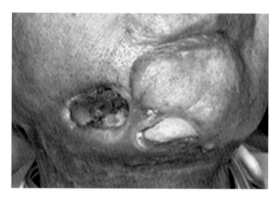

図7-10　放射線性骨壊死：右下唇がん（T1N3）に対して，手術後の外照射を実施した．顎骨の線量は60Gyと推測された．骨壊死は放射線による骨組織の損傷に加えて，う蝕や歯周病等からの感染が病態を複雑化するとされる．本例は治療終了2年後に，皮膚の欠損を伴う顎骨壊死を生じた例で，骨壊死の原因は放射線照射とう蝕からの感染と考えられた．

🔗 Link

『口腔外科学・
歯科麻酔学』
Ⅳ編2章❷

2. 放射線治療患者に対する口腔健康管理*

口腔健康管理は放射線治療の開始前から始められ，治療中，治療後も必要である．

1）治療開始前

頭頸部がんの患者は飲酒や喫煙を好み，口腔衛生状態の低下している場合が多いことに注意する．**スケーリング，歯面清掃，口腔清掃指導**を行う．う蝕や不適合な歯冠修復物の鋭縁，不適合な義歯は口腔粘膜炎のリスク因子であり，進行した歯周病，歯髄に達するう蝕，抜歯が適応となる歯は顎骨壊死のリスク因子になるので，治療開始を遅らせない範囲で事前に対応しておく．

まず，口腔粘膜炎のリスク因子である歯肉縁上および縁下の歯石の除去と歯面研磨を行う．口腔清掃指導では治療による口腔内の変化，口腔粘膜炎が引き起こす疼痛・経口摂取の困難さ・全身への影響等の問題点，口腔衛生管理の有効性を説明する．指導内容は**歯面清掃**，舌・頰粘膜・口底・顎堤等の**粘膜清掃，含嗽，保湿**である．

歯面清掃と粘膜清掃は1日3回を基本とする．粘膜清掃を行う理由は，口腔粘膜の清掃状態が口腔細菌数に影響すると考えられるからである．

　含嗽と保湿は1日4回以上を基本とする．含嗽と保湿を行う理由は，治療中に起こる放射線による唾液腺障害から唾液分泌量が低下し，自浄作用と粘膜保護作用が低下するからである．含嗽薬は生理食塩水等，刺激のあるアルコールを含まないものを選択し，アナフィラキシーショックの問題や粘膜刺激が強いことから，クロルヘキシジングルコン酸塩の使用も避ける．保湿剤は，患者の好みに合わせた継続可能なものを選択する．

　口腔健康管理の目的は口腔粘膜炎とそれによる感染症の予防であるので，**食事をしなくても歯面清掃と粘膜清掃を行う**よう指導する．

2）治療中

　口腔粘膜炎は線量が増えるほど悪化する．粘膜線量が20Gyを超える頃から口腔粘膜に疼痛を伴う発赤がみられ，徐々に進行する．40Gyを超える頃には強い疼痛を伴う潰瘍がみられるようになる．このため，少なくとも1〜2週間に1回は病棟往診や外来通院等で口腔衛生状態と口腔粘膜炎の評価を行い，プロトコールに則って状況に合わせた口腔健康管理を行う．

　放射線治療による口腔粘膜炎の始まりから治るまでのイメージを図7-11に表し，

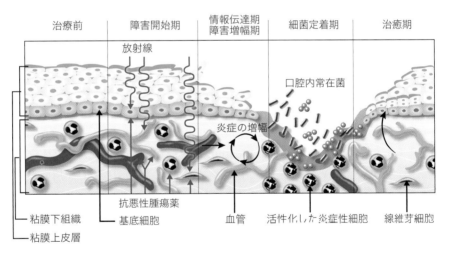

障害開始期：0〜2日目	放射線の影響はあるが，口腔内に特に変化はない
情報伝達期および障害増幅期：2〜10日目（4〜20Gy）	炎症を伝達する因子が活性化することで細胞障害が増幅する．徐々に粘膜が熱を持ったように感じ，赤みが強くなり，一部の粘膜がはがれ，潰瘍（かいよう）を作る
細菌定着期：2週目〜（20Gy〜）	粘膜の潰瘍に口腔内常在菌が感染すると，さらに細胞障害が強くなる．粘膜がはがれ潰瘍が深くなり，強い痛みと感染症の危険が生じる
治癒期．照射終了後〜	粘膜が再生し，元の粘膜の状態に戻るまで，2〜3週間かかる

図7-11　**放射線治療を行った場合の口腔粘膜炎発症から治癒までの経過**：放射線治療は，少量の放射線（1回1.8〜2Gyを週5回）を6〜7週間照射するため，長期間にわたり口腔粘膜炎が持続することになる．放射線治療終了後，2〜3週間で元の状態に戻るが，抗悪性腫瘍薬を併用した場合は，口腔粘膜炎がさらに持続し，回復により時間がかかる．また，口腔衛生不良や粘膜外傷があると，口腔粘膜炎は悪化し，治癒に時間を要する．（イラスト部分は Sonis ST. A biological approach to mucositis. J Support Oncol. 2003；2：21-32. より許可を得て転載．注釈を一部改変）

表7-1　口腔粘膜炎の評価ツールと内容

グレード	1	2	3	4
NCI-CTCAE v5.0*	症状がない，または軽度の症状：治療を要さない	経口摂取に支障がない中等度の疼痛または潰瘍：食事の変更を要する	高度の疼痛：経口摂取に支障がある	生命を脅かす：緊急処置を要する
WHO**	痛み，紅斑	紅斑，潰瘍：固形食の飲み込みができる	広範囲な紅斑を伴う潰瘍：固形食の飲み込みができない	広範囲な潰瘍：粘膜炎：栄養摂取ができない

＊有害事象共通用語規準 v5.0 日本語訳JCOG版．より
＊＊World Health Organization (WHO). Handbook for Reporting Results of Cancer Treatment, 1979, 15-22.

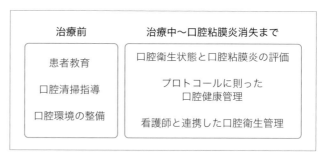

図7-12　口腔粘膜炎予防のための口腔健康管理の概要

評価ツールの内容を表7-1にしめす.

　口腔粘膜炎による疼痛は誤嚥のリスクを高めると考えられる. このため歯科衛生士による歯面・歯間清掃は，注水を伴うスケーリングや機械を使用したPTC (professional tooth cleaning) は行わず，誤嚥に配慮した体位でヘッドの小さいやわらかめの歯ブラシやワンタフトブラシ等の清掃器具を用い丁寧に行う. また，粘膜炎の部位に接触した際の疼痛に配慮し，口腔保湿ジェルを塗布してから歯面・歯間清掃を行うのが望ましい. 口腔粘膜炎が悪化し口腔のセルフケアが困難になった場合，看護師によるセルフケア支援を含めた口腔衛生管理が必須となる. 医療用麻薬の使用や食事の変更も必要となる. 放射線治療が終了すれば，粘膜炎は徐々に回復し1カ月ほどで治癒する.

　なお，口腔粘膜炎の管理は，疼痛管理，栄養管理，感染管理からなり，歯科衛生士が行う口腔衛生管理が感染管理の中心的な役割を担うが，これらの管理を包括的に行うために，医師，歯科医師，歯科衛生士，看護師，栄養士，言語聴覚士，薬剤師で構成される多職種連携によるチーム医療が必要になる (図7-12). チーム医療とは多職種がそれぞれの役割を認識し，それぞれの情報を共有し，コミュニケーションをとるなかで最適な医療行為をみつける行為であるので，歯科衛生士は多職種カンファレンスに参加する必要がある.

3) 治療後

　唾液腺の損傷による唾液の分泌障害は，その生理作用である自浄作用，抗菌作用，粘膜保護作用の低下をきたし，う蝕と歯周病の発生リスクを高め，これが顎骨壊死の誘因になる．なお，口腔乾燥感の改善を自覚していても十分な唾液量の改善が認められないことが多いため，実際に唾液量を計測することも有用である．

　口腔健康管理では，糖質のコントロールや間食を避ける等，食習慣の改善等の生活指導を患者に対して最初に行う．歯周検査による歯周組織の評価に基づいたPTC，口腔清掃指導を含めた口腔衛生管理に加え，フッ化物の局所応用を実施する．

　フッ化物の局所応用*として，日常のセルフケアではフッ化物配合歯磨剤を使用する．プロフェッショナルケアではフッ化物の歯面塗布剤を用いるが，中性のもので，フッ化ナトリウム液もしくはフォーム状のフッ化ナトリウム（いずれも2%）を用い，リン酸酸性2%フッ化ナトリウムは酸性のため避ける．プロフェッショナルケアの頻度は，歯や顎骨への放射線量，唾液量，口腔衛生状態によって異なるが，1〜3カ月に1回程度，定期的に行う．

🔗 Link

『歯科予防処置論・歯科保健指導論』III編3章❸

	御中		年　　　月　　　日
歯科衛生士連絡書（病院➡診療所）		病院名　○○医歯学総合病院 歯科放射線科　担当	

患者名		67 才 ⓧ男 女	主病名	左舌がん（T2N1M0）

既往歴	☐心疾患　☑糖尿病 ☐感染症→（　　　　　　　　　　） ☐その他 →（　　　　　　　　　　）	注意 すべき 投与薬	☐抗血栓薬　（製剤名：　　　　　　） ☐BP製剤　（製剤名：　　　　　　） ☐その他　（　　　　　　　　　　）

治療の内容

☑手術　手術日：2023 年 8 月 30 日
　　　　手術名：左舌部分切除術，左根治的頸部郭清術

☐化学療法
　開始日：　　　年　　　月　　　日
　投与予定：
　　☐毎日
　　☐1週間に1回
　　☐2週間に1回
　　☐3週間に1回
　　☐1か月に1回
　　☐その他 →（　　　　　　）

☑放射線療法
　照射部位：☑頭頚部　☐頭頚部以外
　照射回数：35 回　放射線量：70 Gy
　唾液腺への影響：☐なし ☑あり

☐骨髄移植
　移植日：　　　年　　　月　　　日
　免疫抑制剤：☐なし ☐あり↓
　（製剤名：　　　　　　　　　）
　☐MTX　　☐その他：（　　　　）

☐緩和
　☐自分でできる　☐介助が必要
　☐口腔内に痛みがある
　☐在宅酸素をしている
　☐その他 →（　　　　　　　）

有害事象

☐なし
☑あり（　9 月 12 日～）
　☐吐き気
　☐倦怠感
　☐下痢
　☐脱毛
　☐手足のしびれ
　☐味覚障害
　☑口腔乾燥
　☐口腔粘膜の浮腫→（　　　　日目頃）
　☑口腔粘膜炎　☐口唇 ☑頬粘膜（左）／☐口蓋 ☑舌（左）／☐その他（　）

※ 口腔粘膜障害時の対応
　☑保湿剤（商品名：　　　　　　）
　☑含嗽剤（商品名：　　　　　　）
　☑その他（商品名：　　　　　　）

> ※ 診療室での注意点
> 左咽頭閉鎖が不十分ですが，口腔での水の保持は可能です．立位やファーラー位での処置は不要と思いますが，健側を下にしますと咽頭への垂れ込みが予防できます．また，左の口腔と頸部に放射線が照射されていますので，左の口腔粘膜は乾燥し脆弱化しています．保湿剤等で粘膜を保護してからの診察・治療をお勧めします．

口腔健康管理の注意点

※ 歯石除去可能範囲 → ☑縁上 ☑縁下
☐免疫がさがっているので感染に注意 →（　　月　　日頃）
☐観血的な処置は避けたほうが良い
☑その他 → 　フッ化物応用が必須ですが，酸性のフッ化物はお避け下さい．

口腔内状況

歯・歯肉	☐問題なし　☐問題あり→ ☐う蝕 ☐歯周病 ☐義歯 ☐インプラント ☐その他（　　　）
義　歯	☐義歯なし ☑義歯あり→ 形態（ 左右遊離端　　　　　） ☑使用している ☐使用していない
義歯の状態	☑問題なし ☐問題あり→（　　　　　　　　） ※適合，汚れ，破損等
舌・粘膜	☐問題なし ☑問題あり→ ☑乾燥 ☐麻痺 ☐顎骨壊死 ☑粘膜炎→（ 治療中に強い疼痛を伴う炎症がありましたが，現在は消失しています．）／☐舌苔 ☐口角炎 ☐その他 →（　　　　）
衛生状態	☐問題なし ☑問題あり→ ☑食渣 ☐歯石 ☐痂疲 ☐口臭 ☐その他 →（　　　　）

専門的口腔衛生処置	☑歯石除去 ☑歯面清掃 ☑消炎処置 ☑粘膜保護 ☐その他 →（　　　　　　　　　）

口腔衛生指導

☑含嗽指導 ☑ブラッシング指導 ☑義歯清掃指導
☑栄養指導 ☐粘膜ケア指導 ☑義歯着脱指導
☐口のリハビリ ☐その他 →（　　　　　）

口腔清掃に関する事項

本人は定期的な口腔衛生管理を希望しており，口腔清掃状況は良好です．舌の動きが悪く，かつ口腔乾燥のため，ブラッシング後にうがいをしても左下舌側に食渣が残ります．ブラッシング後にスポンジブラシでかき出すよう指導しています．また，保湿剤として，カンジダ症のリスクを考慮し，●●●●●●●●をブラッシング後に使用するよう指導しています．

使用ケア用品（商品名）

☑歯ブラシ　　（　　　　　　　　）
☑歯間ブラシ　（　　　　　　　　）
☑スポンジブラシ（　　　　　　　）
☑保湿剤　　　（　　　　　　　　）
☐含嗽剤　　　（　　　　　　　　）
☐その他　　　（　　　　　　　　）

口腔機能

口唇閉鎖	☑可能 ☐不可能
咀嚼	☑可能 ☐不可能
むせ	☑可能 ☐不可能
うがい	☑可能 ☐不可能

その他連絡事項・質問等

放射線の照射部位を○で囲っています．実線の○は放射線量が50Gy以上，破線の○は 50Gy 未満です．現在，う蝕や歯周病はありませんが，口腔乾燥があり，う蝕や歯周病はハイリスクです．実線の○は顎骨壊死のリスクが高く，う蝕や歯周病を予防するための口腔衛生管理が必要です．また，義歯性潰瘍も顎骨壊死の危険があるため，みつけたときは歯科医師に相談して義歯調整をお願いします．う蝕リスクの高い糖質の多いお菓子やスポーツドリンク等は極力避けるよう指導しています．

文献

1章　1) 岡野友宏ほか編. 歯科放射線学, 第6版. 医歯薬出版, 2018.
　　2) Squire LF. Fundamentals of Radiology, revised ed. 3rd printing. Harvard University Press, 1979.
　　3) International Atomic Energy Agency (IAEA). Radiation Protection in Dental Radiology, Safety Report Series 108. 2022.
　　4) 日本学術会議 臨床医学委員会 放射線・臨床検査分科会. CT検査による医療被曝の低減に関する提言. 2017.
　　5) Fred AM Jr. et al. Effective doses in radiology and diagnostic nuclear medicine：a catalog. Radiology. 2008；248(1)：254-63.
　　6) Pauwels R et al. Effective dose range for dental cone beam computed tomography scanners. Eur J Radiol. 2012；81：267-71.
　　7) 脇田　稔ほか監修. 口腔解剖学, 第2版. 医歯薬出版, 2018.
2章　1) 岡野友宏ほか編. 歯科放射線学, 第6版. 医歯薬出版, 2018.
　　2) Tabulation and graphical summary of the 2014-2015 dental survey, February 2019, Nationwide evaluation of X-ray trends (NEXT). CRDPD Publication E-16-2, USA.
　　3) 日本歯科医学会監修. エビデンスに基づく一般歯科診療における院内感染実践マニュアル, 改訂版. 永末書店, 2015.
3章　1) Whaites E et al. Essentials of dental radiography and radiology, 6th ed. 2021.
4章　1) 岡野友宏ほか. 特集　診断力アップに直結するCT画像の見方. 日本歯科評論. 2010；70(3).
5章　1) 岡野友宏ほか編. 歯科放射線学, 第6版. 医歯薬出版, 2018.
6章　1) Darling A. The pathology and prevention of caries. Brit Dent J. 1959；107：287-96
　　2) 岡野友宏ほか編. 歯科放射線, 第6版. 医歯薬出版, 2018, 252-3, 260-1.
　　3) 勝海一郎ほか編. 歯内治療学, 第5版. 医歯薬出版, 2018：53, 87-8, 103.
　　4) 日本歯周病学会編. 歯周治療のガイドライン2022. 医歯薬出版, 2022：12.
　　5) 村上伸也ほか編. 臨床歯周病学, 第3版. 医歯薬出版, 2020, 76.
　　6) 加藤　熙編著. 新版 最新歯周病学. 医歯薬出版, 2013, 89.
7章　1) Sonis ST. A biological approach to mucositis. J Support Oncol. 2003；2：21-32.
　　2) 日本臨床腫瘍研究グループ (JCOG). 有害事象共通用語規準 v5.0 日本語訳 JCOG版. 2022.
　　3) World Health Organization (WHO). Handbook for Reporting Results of Cancer Treatment, 1979, 15-22.

さくいん

【編者略歴(＊科目別編集委員)】

岡野　友宏＊
おかの　ともひろ

1973 年　東京医科歯科大学歯学部卒業
1987 年　昭和大学歯学部教授
2013 年　昭和大学名誉教授
2016 年　東京歯科大学客員教授

升井　一朗
ますい　いちろう

1979 年　福岡歯科大学卒業
同　年　福岡歯科大学口腔外科学第2講座入局,
　　　　助手
1986 年　福岡歯科大学講師
1997 年　福岡医療短期大学歯科衛生学科教授
2019 年　医療法人社団広仁会広瀬病院
　　　　歯科口腔外科部長
2021 年　福岡歯科衛生専門学校非常勤講師

合場千佳子
あいばちかこ

1980 年　日本歯科大学附属歯科専門学校卒業
2005 年　日本歯科大学東京短期大学講師
2006 年　立教大学大学院異文化コミュニケーション研究科修士課程修了
2011 年　愛知学院大学大学院歯学研究科博士課程修了
2012 年　日本歯科大学東京短期大学教授
2020 年　日本歯科大学東京短期大学歯科衛生学科長

片岡あい子
かたおか　こ

1996 年　湘南短期大学(現神奈川歯科大学短期大学部)歯科衛生学科卒業
同　年　神奈川歯科大学附属病院勤務
2010 年　湘南短期大学(現神奈川歯科大学短期大学部)歯科衛生学科助教
2019 年　神奈川歯科大学大学院歯学研究科修了
2020 年　神奈川歯科大学短期大学部歯科衛生学科准教授

MDP

歯科衛生学シリーズ
歯科放射線学 第2版

ISBN978-4-263-42635-7

2023 年 1 月 20 日　第 1 版第 1 刷発行
2024 年 1 月 20 日　第 2 版第 1 刷発行

監　修　一般社団法人
　　　　全国歯科衛生士
　　　　教 育 協 議 会

著　者　岡野友宏 ほか

発行者　白 石 泰 夫

発行所　医歯薬出版株式会社

〒113-8612　東京都文京区本駒込 1-7-10
TEL　(03)5395-7638(編集)・7630(販売)
FAX　(03)5395-7639(編集)・7633(販売)
https://www.ishiyaku.co.jp/
郵便振替番号00190-5-13816

乱丁・落丁の際はお取り替えいたします　　　　印刷・真興社／製本・愛千製本所
© Ishiyaku Publishers, Inc., 2023, 2024. Printed in Japan